高齢者 糖尿病 治療ガイド

2021

日本糖尿病学会・日本老年医学会 編・著

文光堂

高齢者糖尿病の治療向上のための日本糖尿病学会と日本老年医学会の合同委員会(50音順)

●日本糖尿病学会

稲垣　暢也(代表委員)	山内　敏正
池上　博司	山田祐一郎
鈴木　亮	綿田　裕孝

●日本老年医学会

荒木　厚(代表委員)	杉本　研
駒津　光久	田村　嘉章
櫻井　孝	横手幸太郎

執筆協力(50音順)

●日本糖尿病学会

小倉　雅仁	能宗　伸輔
佐藤　博亮	藤田　浩樹
庄嶋　伸浩	三輪　隆

●日本老年医学会

赤坂　憲	豊島　堅志
石川　崇広	山崎　雅則
来住　稔	

利益相反に関して

　「高齢者糖尿病の治療向上のための日本糖尿病学会と日本老年医学会の合同委員会」では，委員・執筆協力者と糖尿病および関連疾患に関与する企業との間の経済的関係につき，以下の基準で委員・執筆協力者より過去3年間の利益相反状況の中告を得た.

〈利益相反開示項目〉該当する場合は具体的な企業名(団体名)を記載. 該当しない場合は「該当なし」を記載する.

1. 企業や営利を目的とした団体の役員，顧問職の有無と報酬額(1つの企業・団体からの年間100万円以上)
2. 株の保有と，その株式から得られる利益(1つの企業の年間の利益が100万円以上，あるいは当該株式の5%以上を保有する場合)
3. 企業や営利を目的とした団体から支払われた特許使用料(1つの特許使用料が年間100万円以上)
4. 企業や営利を目的とした団体から会議の出席(発表，助言など)に対し，研究者を拘束した時間・労力に対して支払われた日当，講演料など(1つの企業・団体からの講演料が年間合計50万円以上)
5. 企業や営利を目的とした団体がパンフレットなどの執筆に対して支払った原稿料(1つの企業・団体からの原稿料が年間合計50万円以上)
6. 企業や営利を目的とした団体が提供する研究費(1つの企業・団体から医学系研究(共同研究，受託研究，治験など)に対して申告者が実質的に使途を決定し得る研究契約金の総額が年間100万円以上)
7. 企業や営利を目的とした団体が提供する奨学(奨励)寄附金(1つの企業・団体から申告者個人または申告者が所属する講座・分野または研究室に対して申告者が実質的に使途を決定し得る寄附金の総額が年間100万円以上)
8. 企業などが提供する寄附講座に申告者らが所属している場合
9. 研究とは直接に関係しない旅行，贈答品などの提供(1つの企業・団体から受けた報酬総額が年間5万円以上)

　委員・執筆協力者はすべて「高齢者糖尿病治療ガイド2021」の内容に関して，糖尿病および関連疾患の医療・医学の専門家あるいは専門医として，科学的および医学的公正さと妥当性を担保し，対象となる疾患の診療レベルの向上，対象患者の健康寿命の延伸・QOLの向上を旨として編集作業を行った. 利益相反の扱いに関しては，日本糖尿病学会・日本老年医学会の「利益相反(COI)に関する指針」に従った.
　申告された企業名は以下の通りである(対象期間は2018年1月1日〜2020年12月31日). 企業名は2020年12月現在の名称とした(50音順).

※すべての申告事項に該当がない委員については，表末尾に掲載した.

高齢者糖尿病の治療向上のための日本糖尿病学会と日本老年医学会の合同委員会
日本糖尿病学会

氏 名	開示項目1	開示項目2	開示項目3	開示項目4	開示項目5
	開示項目6	開示項目7	開示項目8	開示項目9	－
稲垣　暢也	該当なし	該当なし	該当なし	MSD, アステラス製薬, 小野薬品工業, 興和, サノフィ, 武田薬品工業, 田辺三菱製薬, 日本イーライリリー, 日本ベーリンガーインゲルハイム, ノボノルディスクファーマ	該当なし
	asken, Drawbridge,Inc., テルモ	LifeScan Japan, MSD, アステラス製薬, 小野薬品工業, キッセイ薬品工業, 協和キリン, サノフィ, 三和化学研究所, 第一三共, 大日本住友製薬, 武田薬品工業, 田辺三菱製薬, 日本たばこ産業, 日本ベーリンガーインゲルハイム, ノバルティスファーマ, ノボノルディスクファーマ	該当なし	該当なし	－
池上　博司	該当なし	該当なし	該当なし	MSD, アステラス製薬, テルモ, 日本イーライリリー, ノバルティスファーマ, ノボノルディスクファーマ	該当なし
	該当なし	LifeScan Japan, アステラス製薬, アボットジャパン, 大塚製薬, 小野薬品工業, 協和キリン, 第一三共, 大日本住友製薬, 武田薬品工業, 田辺三菱製薬, 日本ベーリンガーインゲルハイム, ノボノルディスクファーマ, バイエル薬品	該当なし	該当なし	－
小倉　雅仁	該当なし	該当なし	該当なし	該当なし	該当なし
	該当なし	該当なし	武田薬品工業	該当なし	－
鈴木　亮	該当なし	該当なし	該当なし	MSD, アステラス製薬, 小野薬品工業, サノフィ, 大正製薬, 大日本住友製薬, 武田薬品工業, 田辺三菱製薬, 日本イーライリリー, 日本ベーリンガーインゲルハイム, ノバルティスファーマ, ノボノルディスクファーマ	該当なし
	大日本住友製薬	小野薬品工業, 第一三共, 田辺三菱製薬, 日本ベーリンガーインゲルハイム	該当なし	該当なし	－
藤田　浩樹	該当なし	該当なし	該当なし	該当なし	該当なし
	日本ベーリンガーインゲルハイム	田辺三菱製薬	該当なし	該当なし	－
山内　敏正	該当なし	該当なし	該当なし	MSD, アステラス製薬, アストラゼネカ, 小野薬品工業, サノフィ, 第一三共, 武田薬品工業, ノバルティスファーマ, ノボノルディスクファーマ	該当なし
	AeroSwitch Therapeutics, Inc., アストラゼネカ, 興和, サノフィ, 三和化学研究所, 第一三共, ニプロ, 日本ベーリンガーインゲルハイム, 三菱商事ライフサイエンス, メルク	小野薬品工業, キッセイ薬品工業, 協和キリン, 興和, サノフィ, 大正ファーマ, 大日本住友製薬, 武田科学振興財団, 武田薬品工業, 田辺三菱製薬, ノボノルディスクファーマ	MSD, NTTドコモ, 朝日生命保険, 小野薬品工業, 興和, 武田薬品工業, 田辺三菱製薬, 日本ベーリンガーインゲルハイム, ノボノルディスクファーマ	該当なし	－

氏　名	開示項目 1	開示項目 2	開示項目 3	開示項目 4	開示項目 5
	開示項目 6	開示項目 7	開示項目 8	開示項目 9	－
山田祐一郎	該当なし	該当なし	該当なし	MSD, 小野薬品工業, サノフィ, 第一三共, 大日本住友製薬, 武田薬品工業, 田辺三菱製薬, ノボノルディスクファーマ	該当なし
	該当なし	小野薬品工業, 第一三共, 大日本住友製薬, 武田薬品工業, 田辺三菱製薬, ノボノルディスクファーマ	該当なし	該当なし	－
綿田　裕孝	該当なし	該当なし	該当なし	MSD, アステラス製薬, アストラゼネカ, 小野薬品工業, 協和キリン, 興和, サノフィ, 三和化学研究所, 大日本住友製薬, 武田薬品工業, 田辺三菱製薬, テルモ, 日本イーライリリー, 日本ベーリンガーインゲルハイム, ノボノルディスクファーマ	該当なし
	興和, サノフィ, 日本ベーリンガーインゲルハイム, ヤクルト本社	LifeScan Japan, MSD, アステラス製薬, アボットジャパン, 小野薬品工業, キッセイ薬品工業, 協和キリン, サノフィ, 第一三共, 大正ファーマ, 大日本住友製薬, 武田薬品工業, 田辺三菱製薬, 帝人ファーマ, 日本ベーリンガーインゲルハイム, ノバルティスファーマ, ノボノルディスクファーマ, ファイザー	MSD, 小野薬品工業, 興和, 三和化学研究所, 総合医科学研究所, 人正製薬, 人日本住友製薬, 武田薬品工業, 田辺三菱製薬, 日本ベーリンガーインゲルハイム	該当なし	－

* 法人表記は省略
* 下記の委員・執筆協力者については申告事項該当なし
　佐藤　博亮, 庄嶋　伸浩, 能宗　伸輔, 三輪　隆

高齢者糖尿病の治療向上のための日本糖尿病学会と日本老年医学会の合同委員会
日本老年医学会

氏　名	開示項目 1	開示項目 2	開示項目 3	開示項目 4	開示項目 5
	開示項目 6	開示項目 7	開示項目 8	開示項目 9	－
荒木　厚	該当なし	該当なし	該当なし	MSD, 大日本住友製薬, 武田薬品工業, 田辺三菱製薬	該当なし
	該当なし	該当なし	該当なし	該当なし	－
駒津　光久	該当なし	該当なし	該当なし	サノフィ, 大日本住友製薬, 武田薬品工業, 日本イーライリリー, ノバルティスファーマ, ノボノルディスクファーマ	該当なし
	ノボノルディスクファーマ	MSD, 小野薬品工業, 大日本住友製薬, 武田薬品工業, ノバルティスファーマ, ノボノルディスクファーマ	該当なし	該当なし	－
櫻井　孝	該当なし	該当なし	該当なし	小野薬品工業	該当なし
	該当なし	該当なし	該当なし	該当なし	－
杉本　研	該当なし	該当なし	該当なし	MSD, 協和キリン, サノフィ, 武田薬品工業, ノボノルディスクファーマ	該当なし
	アンジェス, 寿製薬, 帝人ファーマ	MSD, 協和キリン, 塩野義製薬, 第一三共, 大日本住友製薬, 武田薬品工業, 田辺三菱製薬, 帝人ファーマ, 日本ベーリンガーインゲルハイム, ノバルティスファーマ	該当なし	該当なし	－
横手幸太郎	該当なし	該当なし	該当なし	MSD, アステラス製薬, アストラゼネカ, 小野薬品工業, 大日本住友製薬, 武田薬品工業, 田辺三菱製薬, ノバルティスファーマ, ノボノルディスクファーマ	該当なし
	該当なし	MSD, アステラス製薬, 小野薬品工業, 塩野義製薬, 第一三共, 大日本住友製薬, 武田薬品工業, 田辺三菱製薬, 帝人ファーマ, 日本ベーリンガーインゲルハイム, ノボノルディスクファーマ, バイエル薬品	該当なし	該当なし	－

＊ 法人表記は省略
＊ 下記の委員・執筆協力者については申告事項該当なし.
　赤坂　憲, 石川　崇広, 来住　稔, 田村　嘉章, 豊島　堅志, 山崎　雅則

日本糖尿病学会　組織としての利益相反

日本糖尿病学会の事業活動における資金提供を受けた企業を記載する（対象期間は2018年1月1日〜2020年12月31日）.

1) 日本糖尿病学会の事業活動に関連して，資金（寄附金等）を提供した企業名

①共催セミナー

LifeScan Japan, LSIメディエンス, MSD, RIZAP, アークレイ, アークレイマーケティング, 旭化成ファーマ, 味の素, あすか製薬, アステラス製薬, アストラゼネカ, アボットジャパン, アボットダイアグノスティクスメディカル, アボットバスキュラージャパン, インボディ・ジャパン, ウェルビー, エア・ブラウン, 栄研化学, エーザイ, エージェリオンファーマシューティカルズ, エスアールエル, 大塚製薬, 小野薬品工業, 科研製薬, キッセイ薬品工業, 協和キリン, ギリアド・サイエンシズ, クラシエ薬品, コヴィディエンジャパン, 興和, コスミックコーポレーション, 寿製薬, サノフィ, 参天製薬, 三和化学研究所, ジョンソン・エンド・ジョンソン, 第一三共, 大正製薬, 大正ファーマ, 大日本住友製薬, 武田薬品工業, 田辺三菱製薬, テルモ, 日機装, ニプロ, 日本イーライリリー, 日本ベーリンガーインゲルハイム, 日本ベクトン・ディッキンソン, 日本メドトロニック, ノバルティスファーマ, ノボノルディスクファーマ, バイエル薬品, はくばく, 日立化成ダイアグノスティックス・システムズ, ファイザー, フクダコーリン, フクダ電子, 富士フイルム富山化学, 富士フイルムファーマ, ヘルシーネットワーク, 堀場製作所, マイランEPD, 持田製薬, ユネクス, ロシュDCジャパン

②賛助会員

EAファーマ, HプラスBライフサイエンス, LifeScan Japan, MSD, PHC, アークレイマーケティング, アステラス製薬, アストラゼネカ, アボットジャパン, エーザイ, エスアールエル, 小野薬品工業, 科研製薬, キッセイ薬品工業, 協和キリン, 興和, サノフィ, 三和化学研究所, 塩野義製薬, シスメックス, ジョンソン・エンド・ジョンソン, 積水メディカル, 第一三共, 大正製薬, 大正ファーマ, 大日本住友製薬, 武田薬品工業, 田辺三菱製薬, 中外製薬, テルモ, 東ソー, ニプロ, 日本イーライリリー, 日本たばこ産業, 日本ベーリンガーインゲルハイム, 日本メドトロニック, ノボノルディスクファーマ, 文光堂, 堀場製作所, ロシュDCジャパン

③研究助成

MSD, アボットジャパン, サノフィ, 武田薬品工業, 日本イーライリリー, 日本ベーリンガーインゲルハイム, ノボノルディスクファーマ

④顕彰制度

サノフィ, 日本イーライリリー, ノボノルディスクファーマ

2) 高齢者糖尿病治療ガイド作成に際して，資金を提供した企業名

なし

* 法人表記は省略. 企業名は2020年12月現在の名称とした.

日本老年医学会　組織としての利益相反

日本老年医学会の事業活動における資金提供を受けた企業を記載する（対象期間は2018年1月1日〜2020年12月31日）.

1) 日本老年医学会の事業活動に関連して，資金（寄附金等）を提供した企業名

①共催セミナー

EAファーマ, LSIメディエンス, MSD, SBバイオサイエンス, アスタリール, アステラス製薬, アボットジャパン, あゆみ製薬, イーエヌ大塚製薬, エーザイ, 大塚製薬, 大塚製薬工場, 小野薬品工業, グラクソ・スミスクライン, クラシエ薬品, 小林製薬, コンベンションリンケージ, サノフィ, 塩野義製薬, ジャパンワクチン, 第一三共, 大正ファーマ, 大日本住友製薬, 武田薬品工業, 中外製薬, ツムラ, 東和薬品, ニプロ, 日本イーライリリー, 日本臓器製薬, 日本ベーリンガーインゲルハイム, 日本メジフィジックス, ノーベルファーマ, ノバルティスファーマ, ファイザー, マイランEPD, 持田製薬, ヤンセンファーマ, ユーシービージャパン

②賛助会員

MSD, アステラス製薬, エーザイ, 小野薬品工業, クラシエ薬品, 興和, サントリーウエルネス, 三和化学研究所, 塩野義製薬, 損害保険料率算出機構, 第一三共, 大日本住友製薬, 武田薬品工業, 田辺三菱製薬, ツムラ, 日本ケミファ, フクダ電子, メジカルビュー社, ヤンセンファーマ, ユーシービージャパン

③研究助成

なし

④顕彰制度

なし

2) 高齢者糖尿病治療ガイド作成に際して，資金を提供した企業名

なし

* 法人表記は省略. 企業名は2020年12月現在の名称とした.

はじめに

　総務省の最新の統計では，わが国の高齢者（65歳以上）数は2020年9月15日現在3,617万人であり，総人口比の28.7％にあたり，過去最高の記録を更新している．そして，糖尿病発症患者の比率は加齢とともに増加することから，超高齢社会を迎えたわが国では，高齢者の糖尿病管理は深刻な問題となっている．

　このような背景のもと，日本糖尿病学会と日本老年医学会は，わが国における高齢者糖尿病の適切な評価に基づくよりきめの細かい個別の管理目標をはじめとする診療指針を策定することにより，高齢者糖尿病の診療の一層の向上を図るべく，2015年4月に合同委員会を設置した．

　その後，合同委員会では，種々な議論を行い，「高齢者糖尿病の血糖コントロール目標（HbA1c値）」を策定・公表するとともに，「高齢者糖尿病診療ガイドライン2017」を発行した．さらに，「高齢者糖尿病治療ガイド2018」を発行し，糖尿病専門医のみならず，実地医家の先生方や，医療スタッフ，研修医などの高齢者糖尿病診療に広く役立てていただいている．

　しかし，その後，高齢者の血糖管理目標のカテゴリー分類に使用可能な認知・生活機能質問票（DASC-8）の開発や，食事療法におけるエネルギー指示量設定における「目標体重」の考え方の導入，サルコペニア診療ガイドラインの改訂，などのさまざまな進展がみられる．そこで，最近の両学会ならびに他の学会におけるガイドラインの改訂等との整合性を図り，さらに新たに登場した治療薬に対応する必要性から，今回の改訂作業を行い，「高齢者糖尿病治療ガイド2021」を発行する運びとなった．

　さらに，今回の改訂では，「病型分類」など非高齢者の糖尿病と共通する内容はできるだけ簡潔にまとめる一方で，multimorbidityなどの「高齢者に多い併存症とその対策」ならびに「高齢者糖尿病をサポートする制度」の2つの章を新たに設けるなど，高齢者に特化した内容について一層の充実を図った．また，11の具体的な症例を加えることによって，読者がより理解しやすいように工夫を加えた．

　本書が日々進歩している高齢者糖尿病治療の理解に役立ち，毎日の診療に役立つことを願ってやまない．

2021年1月
　　高齢者糖尿病の治療向上のための日本糖尿病学会と日本老年医学会の合同委員会

目次

略語一覧表

ABI	ankle–brachial index	足関節収縮期血圧 / 上腕収縮期血圧，下腿－上腕血圧比
ACE	angiotensin–converting enzyme	アンジオテンシン変換酵素
ADL	activities of daily living	日常生活動作
ARB	angiotensin II receptor blocker	アンジオテンシン II 受容体拮抗薬
BMI	body mass index	ボディマス指数
CGA	Comprehensive Geriatric Assessment	高齢者総合機能評価
CGM	continuous glucose monitoring	持続血糖モニター
CKD	chronic kidney disease	慢性腎臓病
CSII	continuous subcutaneous insulin infusion	持続皮下インスリン注入療法
DKD	diabetic kidney disease	糖尿病性腎臓病
DPP–4	dipeptidyl–peptidase 4	ジペプチジルペプチダーゼ 4
ED	erectile dysfunction	勃起障害
eGFR	estimated GFR	推算糸球体濾過量
GAD	glutamic acid decarboxylase	グルタミン酸脱炭酸酵素
GDM	gestational diabetes mellitus	妊娠糖尿病
GFR	glomerular filtration rate	糸球体濾過率
GIP	glucose–dependent insulinotropic polypeptide	グルコース依存性インスリン分泌刺激ポリペプチド
GLP–1	glucagon–like peptide–1	グルカゴン様ペプチド–1
HbA1c	hemoglobin A1c	ヘモグロビン A1c（＝グリコヘモグロビン）
HDS–R	Hasegawa's Dementia Scale–Revised	改訂長谷川式簡易知能スケール
HOMA–IR	homeostasis model assessment for insulin resistance	HOMA–IR 指数
IADL	instrumental activities of daily living	手段的日常生活動作
IDF	International Diabetes Federation	国際糖尿病連合
IGT	impaired glucose tolerance	耐糖能異常
MCI	mild cognitive impairment	軽度認知障害
MMSE	Mini–Mental State Examination	ミニメンタルステート検査
NEAT	non–exercise activity thermogenesis	非運動性活動熱産生
OGTT	oral glucose tolerance test	経口ブドウ糖負荷試験
PAD	peripheral arterial disease	末梢動脈疾患
SGLT2	sodium–dependent glucose transporter 2	ナトリウム－グルコース共輸送体 2
SMBG	self–monitoring of blood glucose	血糖自己測定
SPPB	short physical performance battery	簡易身体機能バッテリー
SU	sulfonylurea	スルホニル尿素

1 高齢者糖尿病の特徴

高齢者における注意点・留意点

- 65歳以上の糖尿病を高齢者糖尿病とする.
- 75歳以上の高齢者と機能低下がある一部の65～74歳の糖尿病はとくに注意すべき高齢者糖尿病である.
- 低血糖を起こしやすく,低血糖の悪影響が大きい.
- 食後高血糖をきたしやすく,脱水,感染症を契機に高浸透圧高血糖状態になりやすい.
- 脳卒中などの動脈硬化性疾患,心不全,糖尿病性腎症をきたしやすい.
- 認知機能障害・認知症,フレイル,サルコペニア,ADL低下,転倒,うつ状態などの老年症候群の合併頻度が高い.
- 腎機能障害やポリファーマシーから薬物の有害事象が出やすい.
- 社会サポート不足や経済状況の問題から,介護保険などの社会サービスを必要とすることが少なくない.

A 高齢者糖尿病の定義

- 65歳以上の糖尿病を高齢者糖尿病とする.
- 高齢者糖尿病の中でも75～80歳以上で,ADL低下,認知機能障害・認知症,腎機能低下,重症低血糖,脳卒中,心不全などが起こりやすい.
- 75歳以上の高齢者と認知機能・ADL低下がある一部の65～74歳の糖尿病が,とくに注意すべき「高齢者糖尿病」である.

COLUMN

高齢者の定義

日本老年学会・日本老年医学会の高齢者に関する定義検討ワーキンググループから,高齢者の定義を,65～74歳を准高齢者,75～89歳を高齢者,90歳以上を超高齢者とするという提言が出されている(2017年).75歳以上の方が身体機能や認知機能が低下しやすいことや,日本人が若返っていて,30年前の65歳が現在の75歳前後に相当することに基づいている.今後,高齢者の定義についての議論を深めていくことが望ましい.

B 頻度と成因上の特徴

● 高齢者糖尿病の正確な頻度は不明であるが，70歳以上の男性の約25％，女性の約16％は糖尿病である（平成30年国民健康・栄養調査）．

● 2型糖尿病は，遺伝性素因に，過食，身体活動量低下，肥満，ストレスなどの環境因子，および加齢が加わり発症する．

● 高齢者のサルコペニアは糖尿病の発症・増悪因子である．

● 高齢期に糖尿病が増える原因は，加齢に伴う膵 β 細胞でのインスリン分泌低下，体脂肪量増加や骨格筋量低下によるインスリン抵抗性増加，身体活動量低下などが考えられている．

C 臨床上の特徴

● 口渇，多飲，多尿などの高血糖症状が出にくい．

● 低血糖を起こしやすく，無自覚性低血糖や低血糖時に頭がくらくらする，体がふらふらする，めまいなど非典型的症状を呈することが少なくない．

● 80歳以上で最も重症低血糖をきたしやすい．

● 重症低血糖は認知症，転倒・骨折，心血管疾患，死亡の危険因子であり，軽症の低血糖でもうつやQOL低下などの悪影響をきたしやすい．

● 食後高血糖が顕著な例が多い．

● 脱水，感染症を契機に高浸透圧高血糖状態になりやすい．

● 低栄養をきたしやすく，BMI低値や体重減少は死亡のリスクとなる．

● 加齢に伴う腎機能低下も加わり，薬物有害事象が起こりやすい．

● 社会サポート不足や経済状況の問題から，介護保険などの社会サービスを必要とすることが少なくない．

D 合併症や併存疾患の特徴

● 糖尿病性細小血管症，動脈硬化性疾患の合併頻度が高い．

● とくに脳卒中，虚血性心疾患，心不全，糖尿病性腎症をきたしやすい．

● multimorbidity（11章 参照）をきたしやすく，とくに高血圧，脂質異常症，心不全，骨粗鬆症，変形性膝関節症，誤嚥などを複数合併しやすい．

● multimorbidityは低血糖，高血糖，ポリファーマシーをきたしやすく，予後が

不良.

- 認知機能障害・認知症，フレイル，サルコペニア，ADL低下，転倒，うつ状態，排尿障害（頻尿・尿失禁），低栄養，ポリファーマシーなどの老年症候群を約2倍きたしやすい.
- 老年症候群は糖尿病の療養を困難にすることが多く，要介護，QOL低下，死亡のリスクを高める.
- 75歳以上や高血糖合併例では老年症候群をきたしやすく，低血糖は認知機能障害，転倒・骨折，うつ状態などの一部の老年症候群を招きやすい（図1）.
- 糖尿病合併症は老年症候群の危険因子となる（図1）.
- 糖尿病性腎症，糖尿病網膜症，アルブミン尿，虚血性心疾患，末梢動脈疾患，脳卒中などは認知機能低下または認知症発症の危険因子である.
- 末梢神経障害があると，うつ状態，サルコペニア，転倒，認知機能低下，難聴を起こしやすく，重症の末梢神経障害はバランス障害や筋萎縮を起こし，転倒をひき起こす.
- 自律神経障害の起立性低血圧や尿失禁は転倒の誘因となる.
- 脳卒中は認知機能障害・認知症，うつ状態，ADL低下，転倒，低栄養など多くの老年症候群をきたす.

[図 1] 高齢者糖尿病と老年症候群

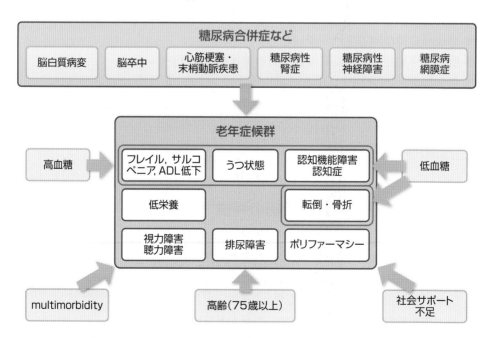

E 高齢者糖尿病の個人差

● 高齢者糖尿病は以下に示す種々の要因で個人差が大きいことが特徴である.

● 75歳以上の糖尿病患者では老年症候群の合併頻度や社会・経済的問題が増える.

● 同じ年齢でも罹病期間が長い患者は,罹病期間が短い患者と比べて,糖尿病合併症をきたしやすいことに注意する.

● 1型糖尿病はインスリン注射のアドヒアランス低下による高血糖やケトーシス・ケトアシドーシス,低血糖,2型糖尿病は脱水を契機とした高浸透圧高血糖状態に注意する.

● 認知機能障害とADL低下を組み合わせて3つのカテゴリーに分けると(39頁:図6参照),カテゴリーが進むにつれて,死亡のリスクが段階的に高くなる.

● multimorbidityの患者は低血糖や死亡のリスクが高い.

● 在宅医療の患者や施設入所の患者では過剰治療,低血糖,および急性疾患で入院するリスクが高い.

● エンドオブライフの患者ではQOLの維持が目的であり,具体的な血糖コントロール目標はなく,著しい高血糖や低血糖を避けることが大切となる.

2 高齢者糖尿病の診断

高齢者における注意点・留意点

● 糖尿病の診断には，成人と同様の診断基準を用いる.

A 病歴（現病歴，既往歴，家族歴，治療歴）聴取上の注意

● 高齢者においては，糖尿病の疑いがある場合は体重を含めた現病歴，既往歴，家族歴について下記の項目に注意し，すでに糖尿病と診断されている場合は，治療歴についても聴取する．糖尿病と関連し得る疾患の既往・その治療歴にも注意する必要がある.

1 現病歴

● **主訴**：高血糖などの代謝異常による症状や合併症が疑われる症状などを聴取する．高齢者は高血糖でも口渇が軽度であることもあり，注意が必要である．排尿障害を合併している場合には，多尿に関する評価が難しいこともある.

● **病歴聴取**：過去における尿糖検査や血糖測定の有無，その結果などを聴取するが，高齢者は罹病期間が長く情報が正確ではないことも多いので，必要な場合は家族からも聴取する．糖尿病合併症や併存疾患が疑われる症状や眼科を含む他科受診歴も聴取する.

● 高齢発症か青壮年期発症かは，血糖コントロールの目標を決定する際に必要な情報となる．とくに青壮年期発症の場合は治療期間と状況についても聴取する.

2 既往歴

● 膵疾患，内分泌疾患，肝疾患，胃切除など，糖尿病・糖代謝異常を引き起こす可能性のある疾患の既往および副腎皮質ステロイド薬（関節注射での使用や，抗がん薬のレジメンなども含む）や免疫抑制薬，免疫チェックポイント阻害薬などの薬剤使用歴を確認する.

● 肥満，高血圧，脂質異常症，脳血管障害，虚血性心疾患の有無と経過（治療歴）を聴取する.

● 老年症候群（認知症，ADL低下，サルコペニア，転倒・骨折，フレイル，排尿障害，低栄養など）の有無を確認するとともに，歯科受診歴も聴取する．また，高齢者は誤嚥性肺炎のリスクも高いので，肺炎の既往の有無も確認する.

● 高齢者糖尿病は，うつを合併しやすいので抑うつ気分や不眠，閉じこもり，物事への興味・関心の消失がないかに注意する．高齢者では食欲低下，疲労感，体重減少の身体症状が前面に出ることが多いので注意を要する.

- 転倒歴も聴取する.
- **体重歴**：20歳時の体重，過去の最大体重とその年齢ならびに体重の経過．体重減少があれば随伴症状の有無，とくに高齢者では悪性疾患の合併や，サルコペニアやフレイルのリスクもあるので体重減少に注意する.
- **妊娠・出産歴**：高齢者では重要性は低下するが，妊娠糖尿病（GDM）の有無，児の体重や奇形児出産の有無を聴取する.

3 家族歴

- 血縁者に糖尿病がある場合は，家系図を作成することが望ましい．肥満や脳血管障害，虚血性心疾患の家族歴に関しても聴取する.

4 治療歴

- 糖尿病と診断されている場合はその治療歴と低血糖の有無，糖尿病合併症の有無や重症度と治療経過を聴取する.
- 高齢者では糖尿病以外にも複数の疾患を有していることが多いので，それらの経過や受診医療機関を聴取する.
- 高齢者ではポリファーマシーが起こりやすいため，お薬手帳などを確認し，サプリメントを含めてすべての処方薬を把握する.

5 病気に関する知識と生活歴

- 現在の家族構成や生活状態（高齢独居・高齢世帯・施設入所など）を聴取する.
- これまでに糖尿病に関する教育（食事療法・運動療法を含む）を受けたか否かを確認する.
- 日常の身体活動度，嗜好品，飲酒習慣や喫煙の有無を確認する.
- 介護保険の有無や介護度を把握し，訪問診療，訪問看護，デイサービスなどのサポート体制がどの程度整っているか聴取する.

B 身体所見（皮膚・眼・口腔・下肢・神経系・骨格筋）診察上の注意

- 身長・体重・ウエスト周囲長の計測，血圧測定．通常の内科診療で行う視診，触診，打診，聴診．その際，循環器系，消化器系，呼吸器系の異常所見をチェックする．高齢者では身長・体重の変化に注意する．とくに，糖尿病合併症や併存疾患または老年症候群に関連した下記の項目に注目する.

1 皮 膚 ···•

● 高齢者は老人性乾皮症や皮脂欠乏性湿疹になりやすいため，皮膚乾燥の有無を確認する．

● 高齢者は容易に脱水をきたすため，腋窩・舌の乾燥や皮膚緊張（ツルゴール）の低下がないかを確認する．

● その他，乾燥，緊張の低下，変色，水疱症，白癬・カンジダなどの感染症，爪病変，湿疹，陰部瘙痒症，Dupuytren拘縮，まれにリポイド類壊死症，黒色表皮腫などの有無に注意する．

2 眼 ···•

● 貧血・黄疸の有無，反射，眼球運動など内科的診察は重要であるが，糖尿病網膜症や糖尿病黄斑症以外にも，高齢者は白内障や老視などの眼科的問題を有していることが多い．文字が読めるかなど内科医でも可能な視力に関する問診は行った上で，必ず眼科医を受診させる．

3 口 腔 ···•

● 高齢者において口腔内の観察は重要である．口腔内乾燥，齲歯，歯周病，歯牙欠損，口腔内感染症などに注意し，定期的に歯科を受診させる．

4 下 肢 ···•

● 高齢者は視力低下をきたしていることも多く，自身による足の観察が困難な例もあるので，下肢の診察は重要である．

● 爪白癬，爪の肥厚，爪の伸び具合，深爪の有無などを確認する．

● 足白癬，浮腫，壊疽，潰瘍，胼胝形成などの有無を確認する．

● 足背動脈や後脛骨動脈の拍動減弱・消失の有無，循環不全に伴う皮膚温低下の有無を確認する．

5 神経系 ···•

● 脳血管疾患の既往を示唆するような，腱反射の亢進やBabinski反射などの異常反射，Barré徴候などがないか診察する．

● 高齢者は病歴が長く，末梢神経障害をきたしていることも多いので，触覚や振動覚の低下，腱反射の低下・消失（アキレス腱反射など），温痛覚障害の有無について注意を払う．自律神経障害をきたしていることも多いので起立性低血圧，発汗異常，排尿障害，勃起障害（ED）についても診察・聴取する．とくに起立性低血圧は転倒の原因になるので見落とさないよう注意が必要である．

● 認知機能の評価は治療方針の決定に役立つ．簡便に認知機能やADLを評価するツールとして認知・生活機能質問票（DASC-8）がある（114頁：付録4参照）．

6 骨格筋

● サルコペニアのスクリーニングや診断のために，下腿周囲長測定（指輪っかテスト（26頁：図3参照）でもよい），握力測定，6m歩行速度測定，5回椅子立ち上がりテストなどが有用である（25頁：フレイル・サルコペニアの評価法　参照）．また歩行状態についても観察する．

C 診断

● 高齢者においても，糖尿病の診断は通常の手順と基準値を用いて行う．高齢者では空腹時血糖値よりも75g OGTTの2時間値が上昇する場合が多いので，診断においては，HbA1cの上昇を確認することが望ましい．糖尿病であっても基準値を少し超えるだけの場合は，境界型の場合と同じく，薬物療法は用いず生活指導のみを行って経過を観察するのがよい（日本糖尿病学会「糖尿病の分類と診断基準に関する委員会報告（国際標準化対応版）」，糖尿病55（7），496-497頁，2012より）．

3 高齢者糖尿病の総合機能評価

高齢者における注意点・留意点

● 多職種により，①身体機能，②認知機能，③心理状態，④栄養状態，⑤薬剤，⑥社会・経済状況などを評価する高齢者総合機能評価（Comprehensive Geriatric Assessment：CGA）を行う．

● ADLは基本的ADLと手段的ADLを評価する．

● 記憶障害，手段的ADL低下，セルフケアのアドヒアランス低下などがある場合に認知機能障害のスクリーニング検査を行う．

● DASC–8は認知機能とADLを同時かつ簡易にスクリーニングすることができる．

● フレイル，サルコペニアのスクリーニング検査を行う．

A 高齢者総合機能評価

● 高齢糖尿病患者の診療にあたっては，多職種で ①身体機能（ADL，フレイル，サルコペニア），②認知機能，③心理状態，④栄養状態，⑤薬剤，⑥社会・経済状況を評価する高齢者総合機能評価（CGA）を行うことが重要である．

● CGAは施設の状況に応じて，下記の項目の中から選択し，必要に応じて専門医の診断を依頼する（表1）.

● CGAで得られた情報に基づき，糖尿病の治療や療養指導の計画を立てるとともに，運動療法（またはリハビリテーション），栄養サポート，安全な薬物療法，介護保険などの社会サービスの導入などを行う．

B ADLの評価法

● 日常生活動作（activities of daily living：ADL）とは，人が日常生活を送るために行う活動の能力のことである．

● ADLはトイレの使用，入浴，食事などの基本的ADLと，買い物，交通機関を利用しての外出，金銭管理，服薬管理などの高次のADLである手段的ADLに分けられる（図2）.

● 高齢糖尿病患者は基本的ADL，手段的ADLがともに低下しやすい．

● 基本的ADLの評価法としてはBarthel Index（110頁：付録1参照），Katz Indexなどがある（表2）.

● 手段的ADLの評価法としてはLawtonの尺度（111頁：付録2参照）や老研式活動

[表1] 高齢者糖尿病における総合機能評価

領 域		きわめて簡便 (3分以内)	簡 便 (5 〜 10分程度)	専門的 (長時間or機器必要)
ADL	基本的ADL	DASC-8(付録4)の一部	Barthel Index(付録1)または DASC-21(付録3)の一部	専門医による診断
	手段的ADL		Lawtonの尺度(付録2)または 老研式活動能力指標, DASC-21(付録3)の一部 またはKCLの一部	
フレイル		簡易フレイル・インデックス	J-CHS基準またはKCL	骨格筋量(DXA法, BIA法),歩行速度, SPPB,専門医による診断
サルコペニア		SARC-F日本版,下腿周囲長,握力,指輪っかテスト	5回椅子立ち上がりテスト	
認知機能	認知症	Mini-Cogまたは DASC-8(付録4)	MMSEまたは HDS-Rまたは DASC-21(付録3)	CDR,専門医による診断
	MCI, 遂行機能	時計描画		MoCA-J
心 理	うつ		GDS-15または KCLの一部	臨床心理士,専門医による評価
	QOL		EQ-5D, PGCモラールスケール	SF-36
栄養,口腔機能		MNA®-SFまたは KCLの一部	血液検査, GLIMの基準(付録5)	管理栄養士による評価
薬 剤		お薬手帳, 薬物処方の複雑性, 薬剤数	有害事象, 服薬アドヒアランス, 残薬量確認	薬剤師による評価
社会・経済状況		孤立,閉じこもり, 介護者のサポート状況	社会参加,介護保険の認定状況,経済状況	LSNS-6

能力指標がある(表3).

● DASC-21(地域包括ケアシステムにおける認知症アセスメントシート)(112頁:付録3参照)は認知機能を評価する質問票であるが,基本的ADL,手段的ADLの質問が含まれる.この短縮版であるDASC-8(認知・生活機能質問票)(114頁:付録4参照)は高齢者の血糖コントロール目標設定のためのカテゴリー分類(39頁:図6参照)を行うために使用できる.DASC-8におけるカテゴリーⅡには基本的ADL自立で手段的ADL低下,カテゴリーⅢには基本的ADL,手段的ADLがともに低下しているものが多い.

[図2] 　基本的ADLと手段的ADL(IADL)

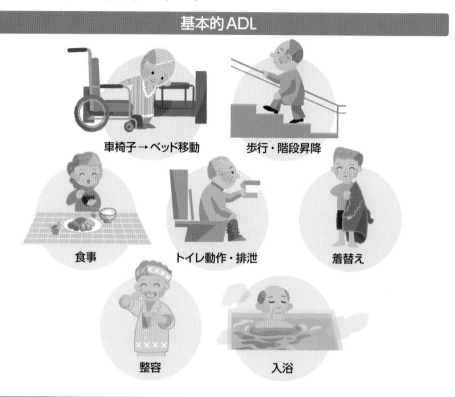

基本的ADL

車椅子→ベッド移動

歩行・階段昇降

食事

トイレ動作・排泄

着替え

整容

入浴

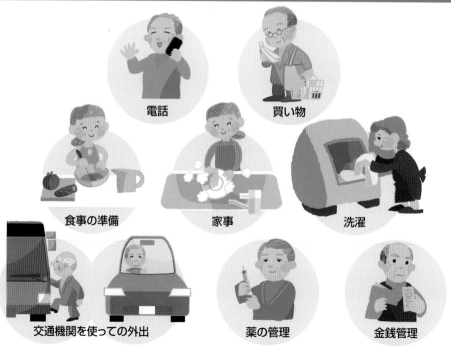

手段的ADL(IADL)

電話

買い物

食事の準備

家事

洗濯

交通機関を使っての外出

薬の管理

金銭管理

[表2]　代表的な基本的ADLの測定指標

Barthel Index（付録1）	整容，食事，排便，排尿，トイレの使用，起居移乗，移動，更衣，階段，入浴の10項目からなる．100点満点で採点する
Katz Index	入浴，更衣，トイレの使用，移動，排尿・排便，食事の6つの領域のADLに関して自立・介助の関係より，7段階の自立指標という総合判定を行う
DASC–21（付録3）	認知症のスクリーニングのための21の質問の中の基本的ADLの入浴，更衣，排泄，整容，食事，移動の項目

[表3]　代表的な手段的ADLの測定指標

Lawtonの尺度（付録2）	電話をする能力，買い物，食事の準備，家事，洗濯，移動の形式，服薬管理，金銭管理の項目からなる
老研式活動能力指標	手段的ADL（交通機関を使っての外出，買い物，食事の準備など），知的能動性（書類を書く，本・雑誌を読むなど），社会的役割（友人への訪問，病人のお見舞いなど）の13項目からなる
DASC–21（付録3）	認知症のスクリーニングのための21の質問の中の手段的ADLの買い物，交通機関を使っての外出，服薬管理，電話，食事の準備，金銭管理の項目

❸ 高齢者糖尿病の総合機能評価

C　フレイル・サルコペニアの評価法

- フレイルは「加齢に伴う予備能力低下のため，ストレスに対する回復力が低下し，要介護状態や死亡などに陥りやすい状態」と定義され，いわゆる要介護に至る前段階として位置付けられている．フレイルには身体的フレイルのみならず，認知機能障害の精神的フレイル，孤立などの社会的フレイルなどを含んだ広義のフレイルがある．

- フレイルにはさまざまな評価法があるが，身体的フレイルには日本版CHS基準（J–CHS基準）がよく用いられ，体重減少，疲労感，握力低下，歩行速度低下，身体活動量低下の5項目中3項目以上あてはまる場合がフレイルである（表4）．

- 簡易フレイル・インデックスは，J–CHS基準に比べ，握力・歩行速度の測定が不要であり，さらに簡便な検査法である（表4）．

- 広義のフレイル評価の代表的なものとして基本チェックリスト（KCL）があり，手段的ADLのほか運動器機能，栄養状態，口腔機能，閉じこもり，認知機能，うつなどを総合的に評価できる（表4）．

- フレイルの評価においては，運動習慣の聴取が重要である．これらは，J–CHS基準，簡易フレイル・インデックス，KCLに質問項目がある．

- サルコペニアは「高齢期にみられる骨格筋量の減少と筋力もしくは身体機能（歩

行速度など）の低下」により定義される．

● サルコペニアのスクリーニングには下腿周囲長測定，SARC-F，指輪っかテスト（図3）などを用いる．SARC-Fは，筋力，歩行，椅子からの立ち上がり，階段をのぼる，転倒の5項目を質問にて評価するものである．

● AWGS（Asian Working Group for Sarcopenia）の診断基準では，①一般の診療所や地域での評価，②設備の整った医療施設や研究を目的とした評価および診断に分けられている．①ではスクリーニング後に筋量は不要で筋力と身体機能のみで評価し，**筋力低下または身体機能低下があればサルコペニアの可能性あり**と診断する．②ではスクリーニング後に骨格筋量，筋力，身体機能を評価する．**骨格筋量低下＋筋力低下または骨格筋量低下＋身体機能低下の場合はサルコペニア**，すべて低下している場合は重度サルコペニアと診断する（図4）．

[表4] 代表的なフレイルの測定指標

> **1）J-CHS基準**
>
> 体重減少，筋力低下，疲労感，歩行速度，身体活動の5項目を評価．1〜2項目該当がプレフレイル，3項目以上該当がフレイルとなる．
>
> **2）簡易フレイル・インデックス**
>
> 体重減少，歩行速度（主観的），身体活動，短期記憶，疲労の5項目を評価．1〜2項目該当がプレフレイル，3項目以上該当がフレイルとなる．
>
> **3）基本チェックリスト（KCL）**
>
> 厚生労働省が介護予防や日常生活支援事業に役立てるために作成したもので，25項目の質問項目からなる．8点以上該当でフレイルとする．

[図3] 指輪っかテスト

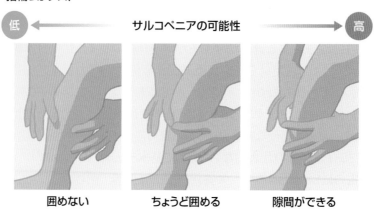

低 ← サルコペニアの可能性 → 高

囲めない　　ちょうど囲める　　隙間ができる

膝を90°曲げて椅子に座り，両手の親指と人差し指で輪を作り利き足でない方のふくらはぎの一番太い部分を囲んで判定する．

Tanaka T, et al：Geriat Gerontol Int 18（2）：225：Figure 1，2018より

[図4] 　AWGS2019によるサルコペニアの診断アルゴリズム

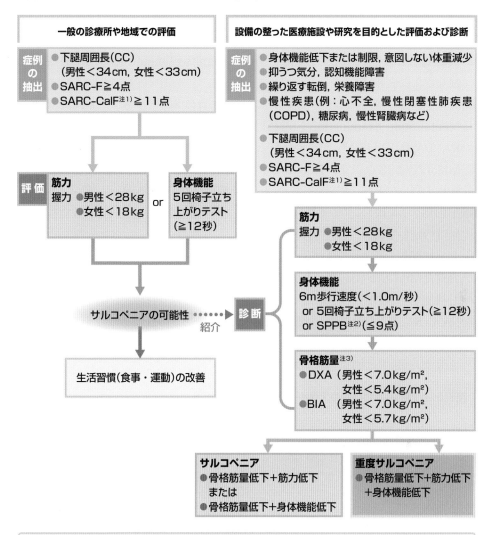

3
高齢者糖尿病の総合機能評価

注1) SARC-CalF：CCとSARC-Fを組み合わせた指標で，CCがカットオフ値（男性34cm未満，女性33cm未満）の場合に，SARC-Fのスコアに10点を追加して評価する.

注2) SPPB (Short Physical Performance Battery)：簡易身体機能バッテリーで，測定項目はバランステスト，歩行速度，椅子立ち上がりテストの3つからなる. 各テストの点数を合計し，0〜12点で評価する. 0〜6点：低パフォーマンス，7〜9点：標準パフォーマンス，10〜12点：高パフォーマンス

注3) 骨格筋量については，BMIで補正するFNIH (Foundation for the National Institutes of Health)基準も使用可能とする（ただしDXAのみ）. カットオフ値：男性0.789kg/BMI未満，女性0.512kg/BMI未満.

DXA（Dual-energy X-ray Absorptiometry），BIA (Bioelectrical Impedance Analysis)

Chen LK, et al：J Am Med Dir Assoc 21（3）：300-307，2020 および
サルコペニア診療ガイドライン作成委員会編：サルコペニア診療ガイドライン2017年版一部改訂，Ⅴ頁：図1，日本サルコペニア・フレイル学会・国立長寿医療研究センター，2020より改変

D　認知機能の評価法

- 高齢糖尿病患者では軽度認知障害（mild cognitive impairment：MCI）や認知症をきたしやすい.
- 認知機能障害のスクリーニング法としては，ミニメンタルステート検査（Mini-Mental State Examination：MMSE），改訂長谷川式簡易知能スケール（HDS-R），DASC-21（112頁：付録3参照）などが用いられる（表5）.
- MMSEでは23点以下，HDS-Rでは20点以下，DASC-21では31点以上が認知症の疑いである. MMSE 27点以下はMCIの疑いである.
- その他のMCIのスクリーニング検査としてMoCA-Jが用いられ，25点以下はMCIの疑いである.
- 非常に簡単な検査法として，時計描画テストと3語の即時・遅延再生を組み合わせたMini-Cogがある. 2点以下は認知症の疑いである. 時計描画テストは遂行機能（実行機能）を反映し，インスリンの自己注射が可能かどうかの参考になる.
- DASC-8によるカテゴリー分類（37頁：カテゴリー分類の方法　参照）も参考になる. カテゴリーⅠでは認知症のものはほとんどいないが，カテゴリーⅡでは約3割，カテゴリーⅢでは約6割と増加する.

[表5]　代表的な認知機能のスクリーニング検査用の指標

1）HDS-R（Hasegawa's Dementia Scale-Revised：改訂長谷川式簡易知能スケール）

HDS-Rは年齢，時間の見当識，場所の見当識，3単語の即時記銘と遅延再生，計算，数字の逆唱，物品記銘，言語流暢性の9項目からなる30点満点の認知機能検査である

2）Mini-Cog

Mini-Cogは3語の遅延再生と時計描画を組み合わせたスクリーニング検査である

3）MoCA（Montreal Cognitive Assessment）

MoCAまたはMoCA-J（Japanese version of MoCA）は，視空間・遂行機能，命名，記憶，注意力，復唱，語想起，抽象概念，遅延再生，見当識からなり，MCIをスクリーニングする検査である

4）DASC-21（Dementia Assessment Sheet for Community-based Integrated Care System-21 items：地域包括ケアシステムにおける認知症アセスメントシート）（付録3）

認知症に関する地域包括ケアシステムで重要な役割を果たす認知症初期集中支援チームの適応例を見出すために開発された認知症スクリーニングシートであり，介護職員やコメディカルでも施行できる21の質問からなる

5）MMSE（Mini-Mental State Examination：ミニメンタルステート検査）

MMSEは時間の見当識，場所の見当識，3単語の即時再生と遅延再生，計算，物品呼称，文章復唱，3段階の口頭命令，書字命令，文章書字，図形模写の計11項目から構成される30点満点の認知機能検査である

[表6]　DSM-5による認知症の診断基準（2013）

A. 1つ以上の認知領域（複雑性注意, 遂行機能, 学習および記憶, 言語, 知覚-運動, 社会的認知）において, 以前の行為水準から有意な認知の低下があるという証拠が以下に基づいている：

　(1) 本人, 本人をよく知る情報提供者, または臨床家による, 有意な認知機能の低下があったという懸念, および

　(2) 標準化された神経心理学的検査によって, それがなければ他の定量化された臨床的評価によって記録された, 実質的な認知行為の障害

B. 毎日の活動において, 認知欠損が自立を阻害する（すなわち, 最低限, 請求書を支払う, 内服薬を管理するなどの, 複雑な手段的日常生活動作に援助を必要とする）.

C. その認知欠損は, せん妄の状況でのみ起こるものではない.

D. その認知欠損は, 他の精神疾患によってうまく説明されない（例：うつ病, 統合失調症）.

日本精神神経学会　日本語版用語　監修, 髙橋三郎, 大野　裕　監訳：DSM-5　精神疾患の診断・統計マニュアル, 医学書院, 2014より

[表7]　認知症の重症度の判定例

	軽　度	中等度	重　度
MMSE	21点以上	11〜20点	0〜10点
DASC-21（付録3）	合計点が31点以上の場合は認知症の可能性ありと判定する		
	合計点が31点以上で, 遠隔記憶, 場所の見当識, 社会的判断力, 身体的ADLに関する項目のいずれもが1点または2点の場合は「軽度認知症」の可能性ありと判定する	合計点が31点以上で, 遠隔記憶, 場所の見当識, 社会的判断力, 身体的ADLに関する項目のいずれかが3点または4点の場合は「中等度認知症」の可能性ありと判定する	合計点が31点以上で, 遠隔記憶, 場所の見当識, 社会的判断力, 身体的ADLに関する項目のいずれもが3点または4点の場合は「重度認知症」の可能性ありと判定する

● 認知症の診断は米国精神医学会による診断マニュアルであるDiagnostic and Statistical Manual of Mental Disorders-5（DSM-5）（表6）またはICD-10などに基づいて行う. 認知機能障害だけでなく社会生活の障害を確認することが大切である.

● 認知症の診断においては, まず治療可能な病態（慢性硬膜下血腫, 正常圧水頭症, 甲状腺機能低下症, ビタミンB_1/B_{12}/葉酸欠乏症, 薬剤に伴うものなど）を見逃さないようにし, うつやせん妄との鑑別も行う.

● 取り繕い行動がある場合もあるので, 介護者からも情報を聴取する. 必要に応じて, 老年病科, 神経内科, 精神科などの認知症専門医に紹介する.

● 認知症の重症度の判定にはClinical Dementia Rating（CDR）などを使用することが望ましいが, 簡易にMMSE, DASC-21を用いて重症度を判定することもできる（表7）.

E 心理状態の評価法

- 高齢者糖尿病ではうつやQOL低下をきたしやすい.
- うつを合併した高齢糖尿病患者は高血糖／低血糖のほか,血管合併症,認知症の発症,要介護,死亡のリスクが高い.
- うつの評価としては高齢者うつスケールのGeriatric Depression Scale(GDS)-15(GDS-15)があり,5点以上でうつ傾向,10点以上でうつ状態とされる.
- その他,包括的なQOLの評価法としてEuroQol 5 Dimension(EQ-5D)などが開発されている.

F 栄養状態の評価法

- 高齢糖尿病患者では過栄養だけでなく低栄養のものも多い.
- 低栄養を合併すると,感染症,転倒・骨折,フレイル,認知症を発症するリスクが高まる.
- 低栄養の診断には,GLIMの基準(115頁:付録5参照)が有用である.これは表現型基準として意図しない体重減少,BMI低値,骨格筋量減少のうち1つ以上,かつ病因的基準として食事量減少または吸収能低下,疾患による負荷／炎症の関与のいずれかを伴うものである.
- 低栄養の原因として悪性腫瘍,結核などの慢性炎症性疾患,うつ病などがあるので注意する.
- 口腔機能の低下(オーラルフレイル)も低栄養の一因である.歯科受診を勧め口腔内の状況確認を行う.
- 血液検査ではアルブミン(Alb),ヘモグロビン(Hb),総コレステロール(TC),コリンエステラーゼ(ChE),リンパ球などの低値が低栄養リスクの所見になる.
- 低栄養のスクリーニングのための質問票としては,簡易栄養状態評価表短縮版(MNA®-SF)があり,食事量や体重減少など5つの質問とBMI(または下腿周囲長)の測定を行い,14点満点で評価する.7点以下は低栄養,11点以下は低栄養の恐れありと判断する.
- 一方,BMI 30以上の肥満やサルコペニア肥満はADLの低下のリスクとなるので注意する.

G　薬剤の評価法

- 高齢者では臓器機能が低下しているものが多く薬物有害事象が生じやすい．肝機能や腎機能を適切に評価する．
- 高齢糖尿病患者では糖尿病以外の併存疾患も多く，ポリファーマシーとなっていることが多いが，これも薬物有害事象のリスクである．
- お薬手帳などを参考に，薬剤数，服薬回数・タイミングのほか，効果の重複した薬剤・サプリメントの有無をチェックする．必要により他の薬剤を処方している医療機関に問い合わせる．
- 食前，食後の薬剤の混在などの用法の複雑性にも注意する．
- 服薬のアドヒアランスが低下していることも多い．内服薬，注射薬それぞれにおいて，誰が管理をしているか，服薬状況はどうかを聴取する．本人管理の場合，本人の話だけでなく，残薬が多量に残っていないかなど家族や介護者にも聴取する．

H　社会・経済状況の評価法

- ADLや認知機能が低下した患者ではセルフケア能力が低下しており，社会サポートを必要とする．
- まず居住環境（自宅か施設か，同居人はいるか，食事の提供や服薬管理に対しサポートを得られるか，経済状況はどうか）を確認する．
- 外出や人とのつながりの頻度が低下していないかも確認する．
- 要介護認定の状況や現在受けているサービスの内容を聴取し，必要とされるサービスが十分受けられているかを確認する．
- より詳細な高齢者の社会的孤立の評価法としてLubben Social Network Scale短縮版（LSNS–6：30点満点で12点未満は社会的孤立の疑い）などがある．

3　高齢者糖尿病の総合機能評価

■具体的な評価例

> **症例1** **2型糖尿病の高齢女性**

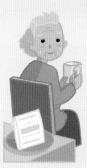

> 82歳, 女性, 身長155cm, 体重60kg, BMI 25

最近HbA1cが9％近くに上昇したため受診. 独居, 要介護認定は未申請. BMI 25. 糖尿病治療薬は3種類(内服タイミングはすべて異なる). 高血圧, 脂質異常症, 冠動脈インターベンション後でさらに5種類, 合計8種類の内服あり. 食欲はあり最近の体重変化はない. 娘さん一家が近所に住んでいるが, 仕事をしており, 訪問は週1回程度. トイレや入浴は自立. ごく近所への買い物に行くことはできるが, それ以外は閉じこもりがちで運動習慣はなく, 家族が家に行ったところ, 内服薬が多数残っているのを発見した. 頭部CTに異常はなかった.

この症例について簡易な評価法と専門的な評価法でのCGAを示す.

1. 簡易な評価法(所要時間約10分)

① ADLと認知機能：DASC-8(114頁：付録4参照)を施行. 12点であった. 交通機関を使っての外出は一人でできない. Mini-Cogを行うと3点で, 3語の再生はできたが, 時計がうまく書けなかった. ⇒カテゴリーⅡ, MCIの疑い, 手段的ADL低下

② フレイル：簡易フレイル・インデックスを行い3項目該当であった. ⇒フレイルの疑い

③ サルコペニア：下腿周囲長は30cm, SARC-Fは5点であった. ⇒サルコペニアの抽出対象

④ 栄養状態：病歴より低栄養なし

⑤ 薬剤：上記の聴取により服薬アドヒアランス不良, ポリファーマシーあり

2. より専門的な評価法(所要時間約30分)

① ADL：Barthel Index(110頁：付録1参照)95点, Lawtonの尺度(111頁：付録2参照)5点であった. ⇒基本的ADL自立, 手段的ADL軽度低下

② 認知機能：MMSE 27点, MoCA-J 22点であった. ⇒MCIの疑い

③ フレイル：KCLを行い8点であった. ⇒フレイルの疑い

④ サルコペニア：握力は右17kg, 左14kg. 5回椅子立ち上がりテストは15秒であった. ⇒サルコペニアの可能性で専門医紹介を考慮

⑤ 心理状態：GDS-15は2点であった. ⇒うつ傾向なし

⑥ 社会参加：LSNS-6の点数は4点であった. ⇒社会的孤立の疑い

以上より, この患者では手段的ADLが低下し, MCIのほかフレイル, サルコペニアが疑われる. また, 社会的孤立があり服薬にも問題があることが疑われる. したがって, 「高齢者糖尿病の血糖コントロール目標」のカテゴリーⅡに準じた目標設定を行うとともに, 服薬を単純化し, 介護申請をした上でデイケアなどフレイル・サルコペニア予防や社会参加につながるサービスの導入が考慮されるであろう. ただし, おおまかな問題点は病歴聴取と簡易的な評価法で十分判断できることがわかる.

4 高齢者糖尿病の治療方針

高齢者における注意点・留意点

- 合併症および老年症候群を予防する.
- 重症低血糖などの有害事象を少なくする.
- 患者や介護者の治療の負担を軽減する.
- 血糖コントロール目標の設定にあたっては，手段的ADL，基本的ADL，認知機能，重症低血糖のリスクなどを考慮する.
- 心機能，QOL，社会・経済状況，患者や家族の希望などを考慮する.
- 食生活や運動量の変化，ストレス，サポート不足などの血糖コントロールの増悪因子に注意する.

A 治療目標

- 高齢者の糖尿病治療の目標は，非高齢者の糖尿病と同様に，食事・運動・薬物療法によって，血糖，血圧，脂質，体重を包括的に管理し，血管合併症の発症・進展を阻止することである.
- 合併症の進行予防だけでなく，生活機能やQOLの維持・向上を保ちながら，健康寿命を延ばし，糖尿病がない人と変わらない寿命を保つことが治療の目的となる.
- 高齢者では加齢による臓器機能の変化，体組成の変化や社会・経済状況を考慮に入れ，認知機能低下，ADL低下などの老年症候群の予防に努める.
- QOLの維持・向上のために，重症低血糖などの薬物による有害事象を可能な限り少なくするような治療を行う.また，高浸透圧高血糖状態や糖尿病性ケトアシドーシスなどの急性代謝失調から守ることも重要である.
- QOLを維持するためには，身体機能，認知機能，心理状態，社会・経済状況を考慮した治療法を選択し，心身機能を維持するための対策を立てる必要がある.
- 高齢患者では身体的・社会的問題を抱え介護を必要とする場合が多く，治療目標設定や治療方針決定にあたっては，患者本人や介護者の負担軽減にも配慮する.

B 高齢者の1型糖尿病の治療方針

1 インスリン依存状態

- 高齢者であっても1型糖尿病が起こることがあるので注意する.

● 高血糖で意識障害がある場合や消化器症状を伴う場合には，尿ケトン体，血中ケトン体，血液ガスを測定し，ケトアシドーシスまたは高浸透圧高血糖状態かどうかを鑑別する．

● 血中Cペプチドを測定するとともに，速やかにインスリン治療を開始する．

● 非高齢1型糖尿病患者に準じ，強化インスリン療法が望ましい．その際には，超速効型インスリン毎食直前3回注射（もしくは速効型インスリン毎食前3回注射）および持効型溶解インスリン注射（もしくは中間型インスリン就寝前注射）の組み合わせが基本である．しかし，患者の身体機能や認知機能，心理状態，社会・経済状況を考慮し，2回注射法や3回注射法を選択する場合もある．

● ケトアシドーシスの発症を防ぐため，摂食不能な場合でも基礎インスリン製剤投与は継続する．

● インスリン治療中は低血糖の予防に努める．低血糖が疑われる患者では，血糖自己測定（SMBG）だけでなく，持続血糖モニター（CGM）での評価を検討する．

● インスリンの自己注射が困難な場合には，介護者に対してインスリン注射に関する教育を行い，自己注射をサポートする体制を整える．介護者が家族の場合は，本人に代わってインスリン注射を行うことができる．

● 持続皮下インスリン注入療法（CSII）の導入には，患者本人の認知機能（遂行機能）や治療意欲，家族や医療者のサポートが不可欠であり，その適応については専門医と相談の上慎重に判断する．

● インスリン治療に適切かつ積極的に取り組めているものの，血糖コントロール不十分な患者においてSGLT2阻害薬の併用は可能であるが，ケトアシドーシスやサルコペニア・フレイルの誘因となる可能性を考慮し，専門医と慎重にその使用を検討する．

● 継続治療にあたっては，専門医との連携が望ましい．とくに治療に難渋する症例に関しては，躊躇せず専門医に血糖コントロールを依頼する．

2 インスリン非依存状態

● 比較的緩やかに発症・進行し，インスリン分泌がある程度残存している緩徐進行1型糖尿病が該当する．

● 2型糖尿病と思われていたのに血糖コントロールが悪化した場合には，緩徐進行1型糖尿病を疑い，GAD抗体などの膵島関連自己抗体を測定する．

● 緩徐進行1型糖尿病患者では，インスリン非依存状態を呈していてもその多くは将来的にインスリン依存状態に進行するため，インスリン治療を常に念頭に置き，スルホニル尿素（SU）薬による治療は避ける．

C　高齢者の2型糖尿病の治療方針

● 著しい高血糖時にはケトアシドーシスまたは高浸透圧高血糖状態かどうかを鑑別する.

● インスリン分泌低下が疑われる場合には血中Cペプチドを測定し，低値であればインスリン治療を行う.

● 感染症，手術（小手術を除く），ステロイドを使用している場合，経口血糖降下薬などで血糖コントロールが困難な場合にはインスリン治療が適応となる.

● インスリン分泌低下でサルコペニアを合併している場合には，十分な総エネルギーとタンパク質の摂取のもとに，インスリン治療を行うことが望ましい場合がある.

● 食事・運動療法を2～3ヵ月続けても血糖コントロールが不十分である場合，経口血糖降下薬やGLP-1受容体作動薬が選択される（図5）.

● 肥満，ウエスト周囲長，腹部内臓脂肪面積，脂肪肝の有無，空腹時血中インスリン値，HOMA-IRなどを参考に，インスリン抵抗性が高いかを判断する.

● 経口血糖降下薬は病態に応じて使用するが，低血糖リスク，骨折リスク，腎機能，心機能，服薬アドヒアランスなどを評価し，選択する.

● SU薬やインスリンは重症低血糖のリスクに注意して使用する．低血糖が疑われる患者では，必要に応じてCGM下での低血糖評価を検討する.

● 腎機能低下，認知症，ADL低下，うつ病，やせ，ポリファーマシー，社会サポート不足の患者は重症低血糖のリスクが高い.

● インスリン分泌を促進する薬剤としては低血糖のリスクが少ないDPP-4阻害薬が使用されることが多いが，速効型インスリン分泌促進薬（グリニド薬），または少量のSU薬を低血糖に注意しながら使用することができる.

● インスリン抵抗性を改善する薬剤としては腎機能を定期的に評価しながらビグアナイド薬，または浮腫，心不全に注意しながらチアゾリジン薬を使用できる.

● 肥満の患者には，脱水，性器感染症，正常血糖ケトアシドーシスなどに注意しながらSGLT2阻害薬を使用できるが，75歳以上の高齢患者あるいは65～74歳で老年症候群（サルコペニア，認知機能障害，ADL低下など）を有する高齢患者では慎重に投与する.

● 食後高血糖を改善する薬剤としてはα-グルコシダーゼ阻害薬，またはグリニド薬が使用できる.

● ポリファーマシーによる服薬アドヒアランス低下，低血糖，転倒のリスクに注意する.

● 経口血糖降下薬にて血糖コントロールができない場合は，1日1回の持効型溶

❹
高齢者糖尿病の治療方針

[図5] インスリン非依存状態の治療

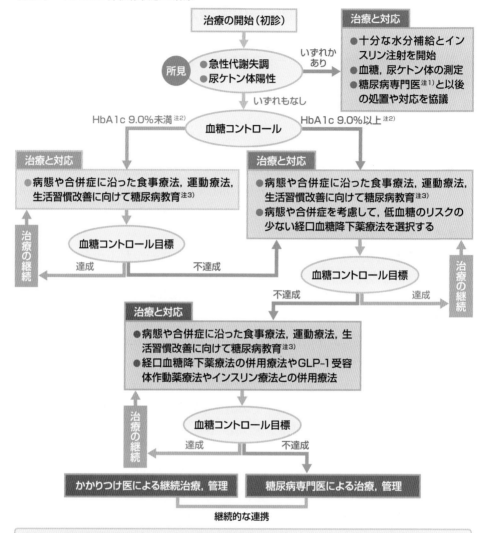

注1）糖尿病専門医および認定教育施設は日本糖尿病学会ホームページ（www.jds.or.jp）上で都道府県別で検索できる．地域ごとの情報については地域医師会や糖尿病専門外来をもつ病院などに問い合わせるとよい．

注2）参考指標であり，個別の患者背景を考慮して判断する．

注3）施設・地域の医療状況や，社会的リソース・サポート体制などの患者背景を考慮し，糖尿病専門医への紹介を考慮する．また，糖尿病専門施設での糖尿病教育入院なども考慮する．

その他，以下の場合，糖尿病専門医へ紹介を考慮する．

①口渇・多尿・体重減少などの症状がある場合

②低血糖を頻回に繰り返し糖尿病治療の見直しが必要な場合

③糖尿病急性増悪やステロイド使用や膵疾患や感染症に伴い血糖値の急激な悪化を認めた場合

④周術期あるいは手術に備えて厳格な血糖コントロールを必要とする場合

⑤糖尿病の患者教育が改めて必要になった場合

⑥内因性インスリン分泌が高度に枯渇している可能性がある場合

日本糖尿病学会編・著：糖尿病治療ガイド2020-2021，36頁：図8，2020より

解インスリンを追加，または強化インスリン療法を行う．

- インスリンの自己注射が困難で注射のサポートが得られない場合には，糖毒性を解除した後に強化インスリン療法から1日1回の持効型溶解インスリンまたはGLP-1受容体作動薬に変更する場合もある．
- GLP-1受容体作動薬を使用する場合は，消化器症状に注意する．
- 自己注射が困難で注射のサポートが得られない場合には，訪問看護などによりGLP-1受容体作動薬の週1回製剤を使用することができる．

D　カテゴリー分類の方法

- 患者の認知機能，ADL，併存疾患・機能障害からみた健康状態・特徴から3つのカテゴリー（カテゴリーⅠ：認知機能正常かつADL自立，カテゴリーⅡ：軽度認知障害〜軽度認知症，または手段的ADL低下，基本的ADL自立，カテゴリーⅢ：中等度以上の認知症，または基本的ADL低下，または多くの併存疾患や機能障害）に分ける．
- 認知機能の代表的な評価方法として，改訂長谷川式簡易知能スケール（HDS-R）やミニメンタルステート検査（Mini-Mental State Examination：MMSE）がある．また，ADLの代表的な測定指標として，基本的ADLではBarthel Index（110頁：付録1参照）やKatz Index，手段的ADLではLawtonの尺度（111頁：付録2参照）や老研式活動能力指標がある．
- 認知機能とADLを同時に評価できるツールDASC-21（地域包括ケアシステムにおける認知症アセスメントシート）（112頁：付録3参照）の短縮版であるDASC-8（認知・生活機能質問票）（114頁：付録4参照）を用いることで，より簡便に短時間での総合的評価が可能である．なお，DASC-8は原則的に患者をよく知る介護者などに日常生活の様子を聞きながら評価し，本人のみの場合は追加質問や様子観察を行って判断する．
- DASC-8を用いた場合，合計点が10点以下でカテゴリーⅠ，11〜16点でカテゴリーⅡ，17点以上でカテゴリーⅢの可能性が高いと判定できる．ただし，本ツールによる評価はあくまでスクリーニングであり，さらなる詳細な評価については個別に行う必要がある．

E　カテゴリー分類による血糖コントロール目標の考え方

- 高血糖は，高齢者においても糖尿病性細小血管症および動脈硬化性疾患の危

険因子である．したがって，血管合併症の発症・進展を抑制するために，高血糖のコントロールを行う．

- 血糖コントロール状態と動脈硬化性疾患または死亡との間にはJカーブ現象がみられる．
- 低血糖は転倒やQOLの低下を招き，重症低血糖は認知症，心血管疾患，死亡のリスクとなる．
- 高齢者糖尿病に血糖の厳格な管理を行うことで合併症を防げるとしたランダム化比較試験（RCT）は少ない．したがって，低血糖などの薬物有害事象やポリファーマシーなどに注意しながら，適切な血糖コントロールを行う．
- 高齢者糖尿病の血糖コントロール目標は，手段的ADL，基本的ADL，認知機能，併存疾患・機能障害，重症低血糖のリスクなどを考慮する．

■ 具体的な評価例

症例2	カテゴリーⅡの高齢女性

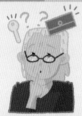

81歳，女性，身長159cm，体重57kg，BMI 22.5

最近2型糖尿病と診断され，基礎インスリン製剤およびDPP-4阻害薬で治療されている．早期腎症，神経障害以外に糖尿病合併症を認めない．家族や介護者の同伴なく，本人に日常生活の様子をDASC-8に基づき質問しながら調査した．実際の回答は以下のとおりであった．

	質　問	評価項目		実際の選択	得点
A	もの忘れが多いと感じますか	導入の質問 （評価せず）		2. 少し感じる	2点
B	1年前と比べて，もの忘れが増えたと感じますか			3. 感じる	3点
1	財布や鍵など，物を置いた場所がわからなくなることがありますか	記　憶	近時記憶	2. ときどきある	2点
2	今日が何月何日かわからないときがありますか	見当識	時　間	2. ときどきある	2点
3	一人で買い物はできますか	手段的 ADL	買い物	2. だいたいできる	2点
4	バスや電車，自家用車などを使って一人で外出できますか		交通機関	1. 問題なくできる	1点
5	貯金の出し入れや，家賃や公共料金の支払いは一人でできますか		金銭管理	1. 問題なくできる	1点
6	トイレは一人でできますか	基本的 ADL	排　泄	1. 問題なくできる	1点
7	食事は一人でできますか		食　事	1. 問題なくできる	1点
8	家のなかでの移動は一人でできますか		移　動	1. 問題なくできる	1点
質問1〜8の合計点					11点

カテゴリー分類では，カテゴリーⅡ（軽度認知障害〜軽度認知症または手段的ADL低下，基本的ADL自立）に該当した．75歳以上で重症低血糖が危惧される薬剤であるインスリンを使用しているため，血糖コントロール目標をHbA1c 8.0%未満（下限7.0%）に設定した．

● 日本糖尿病学会・日本老年医学会合同委員会「高齢者糖尿病の血糖コントロール目標（HbA1c値）」を参考にして，さらに心理状態，QOL，社会・経済状況，患者や家族の希望などを考慮しながら，患者ごとに個別に設定する（図6）.

[図6] 高齢者糖尿病の血糖コントロール目標（HbA1c値）

患者の特徴・健康状態^{注1)}		カテゴリーI	カテゴリーII	カテゴリーIII
		①認知機能正常 **かつ** ②ADL自立	①軽度認知障害～軽度認知症 **または** ②手段的ADL低下，基本的ADL自立	①中等度以上の認知症 **または** ②基本的ADL低下 **または** ③多くの併存疾患や機能障害

重症低血糖が危惧される薬剤（インスリン製剤，SU薬，グリニド薬など）の使用	なし^{注2)}	7.0%未満		7.0%未満	8.0%未満
	あり^{注3)}	65歳以上75歳未満 7.5%未満 （下限6.5%）	75歳以上 8.0%未満 （下限7.0%）	8.0%未満 （下限7.0%）	8.5%未満 （下限7.5%）

治療目標は，年齢，罹病期間，低血糖の危険性，サポート体制などに加え，高齢者では認知機能や基本的ADL，手段的ADL，併存疾患なども考慮して個別に設定する．ただし，加齢に伴って重症低血糖の危険性が高くなることに十分注意する.

注1） 認知機能や基本的ADL（着衣，移動，入浴，トイレの使用など），手段的ADL（IADL：買い物，食事の準備，服薬管理，金銭管理など）の評価に関しては，日本老年医学会のホームページ（http://www.jpn-geriat-soc.or.jp/）を参照する．エンドオブライフの状態では，著しい高血糖を防止し，それに伴う脱水や急性合併症を予防する治療を優先する.
注2） 高齢者糖尿病においても，合併症予防のための目標は7.0%未満である．ただし，適切な食事療法や運動療法だけで達成可能な場合，または薬物療法の副作用なく達成可能な場合の目標を6.0%未満，治療の強化が難しい場合の目標を8.0%未満とする．下限を設けない．カテゴリーIIIに該当する状態で，多剤併用による有害作用が懸念される場合や，重篤な併存疾患を有し，社会的サポートが乏しい場合などには，8.5%未満を目標とすることも許容される.
注3） 糖尿病罹病期間も考慮し，合併症発症・進展阻止が優先される場合には，重症低血糖を予防する対策を講じつつ，個々の高齢者ごとに個別の目標や下限を設定してもよい．65歳未満からこれらの薬剤を用いて治療中であり，かつ血糖コントロール状態が図の目標や下限を下回る場合には，基本的に現状を維持するが，重症低血糖に十分注意する．グリニド薬は，種類・使用量・血糖値等を勘案し，重症低血糖が危惧されない薬剤に分類される場合もある.

【重要な注意事項】 糖尿病治療薬の使用にあたっては，日本老年医学会編「高齢者の安全な薬物療法ガイドライン」を参照すること．薬剤使用時には多剤併用を避け，副作用の出現に十分注意する.

❹ 高齢者糖尿病の治療方針

F カテゴリー分類に基づいた治療方針の立て方

● カテゴリー分類は，治療目標の設定のみならず，治療方針の決定に際して参考になる．しかし，同じカテゴリー分類であっても，個々の患者における認知機能やADLの程度，併存疾患，機能障害，栄養状態，低血糖リスク，社会的サポート体制なども考慮して柔軟に治療方針を決定する．

● 食事療法では，個々の患者に適した総エネルギー摂取とバランスを重視する．とくに，低栄養やサルコペニア・フレイルを合併しやすいカテゴリーⅡ〜Ⅲの患者では，重度な腎機能低下がなければ十分なエネルギーとタンパク質の摂取が望ましい．

● インスリン製剤やSU薬，グリニド薬は重症低血糖リスクとなる．とくに腎機能低下患者やカテゴリーⅡ〜Ⅲに属する患者におけるSU薬の使用は，できるだけ避けるか，もしくは少量にとどめる．その際，グリベンクラミドの使用は避ける．

● 確立したエビデンスはないが，DPP-4阻害薬は，食後高血糖を有する高齢者への有効性や低血糖などの副作用の低さなどの観点からいずれのカテゴリーにおいても使用しやすく，SU薬の代替薬としても考慮される．ただしSU薬と併用する際には低血糖に注意する．

● メトホルミンは低血糖リスクが低くいずれのカテゴリーにおいても使用可能な薬剤であるが，75歳以上ではより慎重に適応を判断し，定期的に腎機能や肝機能，患者の状態を確認して投与量の調節や投与中止を検討する．とくにカテゴリーⅡ〜Ⅲのフレイル患者では，体重減少や消化器症状の出現に注意する．

● チアゾリジン薬は骨折（女性），骨粗鬆症，心不全のリスクを上昇させるため，いずれのカテゴリーにおいても少量から開始し，慎重に投与する．

● SGLT2阻害薬は，とくに75歳以上の患者やカテゴリーⅡ〜Ⅲに属する患者では慎重に投与する．

● インスリン治療はいずれのカテゴリーにおいても行われるが，その適応は患者の遂行機能や介護者のサポート力に依存する．カテゴリーⅡ〜Ⅲでインスリン自己注射が困難な場合には，介護する家族にインスリン投与量やデバイス操作に関する教育を実施するなど，患者に対して適切なサポートを行えるように調整を図る．

● 多くの高齢者では1日1回の基礎インスリン療法が導入しやすく，低血糖を回避しコントロール目標を達成できるように投与量を調整する．とくにカテゴリーⅡ〜Ⅲの患者では，頻回インスリン注射による複雑な治療は避ける．

● カテゴリー分類における血糖コントロール目標が十分に達成できている，または目標下限値を大幅に下回っていれば，低血糖やポリファーマシーのリスクを回避

するため，緩やかな治療への切り替え（脱強化）や複雑な治療の回避（単純化）を考慮し，過剰な治療は行わない．

● 65歳未満から重症低血糖が危惧される薬剤により治療中で，血糖コントロール状態が該当する目標や下限を下回る場合，重症低血糖に注意し，必要に応じて治療強度を緩める．

● エンドオブライフ状態では，カテゴリーⅢでの血糖コントロール目標を参考に，著しい高血糖やそれに伴う脱水や急性合併症の予防を重視した治療を行う．

G 糖尿病教育

● 高齢者の糖尿病では患者のみならず介護者にも糖尿病教育を行う必要がある．

● 多職種で患者の身体機能，認知機能，心理状態，栄養状態，薬物の問題，社会・経済状況などを評価する高齢者総合機能評価（CGA）を行うことで治療上や糖尿病教育の問題点を明らかにする．

● 一般的な糖尿病に関する知識に加え，表8のCGAにおける問題領域の対策に関しても教育を行う．

● 患者や介護者と相談しながら，実際に行うべきポイントを絞り，簡易な媒体を用いて教育を行う．

[表8] 高齢者総合機能評価（CGA）に基づいた高齢者糖尿病における教育内容

CGA の領域	CGA の問題領域	糖尿病教育と治療の内容
身体機能認知機能	● 基本的 ADL 低下 ● 手段的 ADL 低下 ● サルコペニア，フレイル，歩行・バランス能力低下，転倒・骨折リスク，認知機能低下	● 介護保険を申請し，認定を受ける ● デイケアや訪問リハビリテーションを利用する ● 身体活動を増やす ● 有酸素運動を勧める ● レジスタンス運動を勧める ● 市町村の運動教室を利用する ● バランス運動を勧める ● 転倒予防を行う ● 低血糖や高血糖を避ける
心理状態	● うつ ● QOL 低下	● 傾聴やカウンセリングを行う ● 精神科を受診し，必要があれば抗うつ薬を使用する ● 訪問看護を利用する ● 低血糖や高血糖を避ける ● 運動療法を勧める ● 糖尿病チームでかかわる
栄養状態	● 低栄養 ● サルコペニア	● 介護保険を申請し，認定を受ける ● 体重が減らないようにする ● 十分なエネルギーとタンパク質をとる ● 十分なビタミンとミネラルをとる ● 宅配糖尿病食を利用する
	● 過栄養	● レジスタンス運動など運動を併用しながら減量する
薬　剤	● 重症低血糖のリスク	● 非典型的な低血糖症状を教育する ● 低血糖の対処法を教える ● 炭水化物の摂取をほぼ一定にする ● 食事摂取低下または下痢・嘔吐の場合に，SU薬中止やインスリン減量などの対処法についてあらかじめ教えておく ● 血糖自己測定（SMBG）を利用する
	● 服薬アドヒアランス低下 ● インスリン注射のアドヒアランスの低下 ● 認知機能低下	● 不必要な薬を中止する ● 服薬回数を減らす ● 服薬タイミングを統一する ● 配合薬を利用する ● 服薬サポートを介護者などに依頼する ● 2型糖尿病の場合，インスリンからの離脱やインスリンの回数を減らすことを試みる ● 訪問看護を利用し，インスリン注射の手技を確認する
社会・経済状況	● 独居，家族・社会サポート低下，社会ネットワーク低下	● 介護保険を申請し，認定を受ける ● デイサービスを利用する ● ヘルパーを依頼する ● 訪問看護を利用する ● ケースワーカーに依頼する ● 可能ならばコストの低い治療法を選択する
	● 経済的問題	

4

高齢者糖尿病の治療方針

5 高齢者糖尿病の食事療法

高齢者における注意点・留意点

- ●高齢者でも，適正な総エネルギー摂取量とバランスを図る食事療法は，高血糖，脂質異常症あるいは肥満の是正に有用である．
- ●高齢者糖尿病では低栄養になりやすいので，注意が必要である．
- ●「総エネルギー摂取量の目安」は，年齢を考慮に入れた「目標体重」と「身体活動レベルと病態によるエネルギー係数」から算出する．
- ●高齢者においては「目標体重」を一律に定めるのではなく，現体重に基づき，年齢や臓器障害など，患者の属性や代謝状態を評価しつつ，目安となる体重を段階的に再設定するなど柔軟に配慮してよい．
- ●糖尿病の食事療法では，一般的には指示エネルギー量の50～60％を炭水化物から摂取し，タンパク質は20％までとして，残りを脂質とするが，脂質の割合が25％を超える場合は飽和脂肪酸を減じるなど脂肪酸組成に配慮する．
- ●高齢者においても減塩は血圧を改善するので，食事摂取量やQOLの維持に配慮した減塩の実践が推奨される．
- ●野菜や魚の摂取が多いバランスのよい食事パターンが勧められる．
- ●フレイル・サルコペニアの予防のためには，重度の腎機能障害がなければ，十分なタンパク質をとる．

A 食事療法の考え方，栄養状態の評価と患者指導

- ● 高齢者においても適正な総エネルギー摂取量とバランスを図る食事療法は，高血糖，脂質異常症あるいは肥満の是正に有用である．
- ● 高齢者糖尿病では低栄養になりやすい．低栄養を合併すると，感染症，転倒・骨折，フレイル，認知症を発症するリスクが高まる．
- ● 毎日ほぼ決まった時間（起床時排尿後など）に体重を測定し記録するように指導する．
- ● 体重減少と食事摂取量低下は低栄養を見出す手がかりとなる．低栄養のスクリーニングには簡易栄養状態評価表短縮版（Mini Nutritional Assessment-Short Form：MNA®-SF）が，診断にはGLIMの基準（115頁：付録5参照）が有用である．また，低栄養のある場合には原因疾患の検索を行う．
- ● 体重減少を示す場合には，骨格筋量が減りサルコペニアをきたす場合がある．骨格筋量はDXA（Dual-energy X-ray Absorption）法やBIA（bioelectrical impedance analysis）法で，筋力は握力で，身体機能は歩行速度などで評価する．
- ● 高齢者では厳格な食事制限を実施すると，体重減少に伴ってサルコペニアを悪

化させる可能性がある．十分なエネルギー摂取を確保するとともに運動療法を併用し，筋肉量を減らさないように指導することが必要である．

● 高齢者糖尿病では低栄養だけでなく，肥満などの過栄養状態にもなり得る．肥満の合併は身体機能低下のリスクとなる．

● 一般の肥満高齢者で食事や運動による減量でメリットがみられるのはBMI 30以上の前期高齢者までである．80歳以上の肥満高齢者における減量の効果に関するエビデンスはない．後期高齢者またはフレイルがある患者の場合は，体重を減らさないようにし，十分にエネルギーとタンパク質を摂取することが望ましい．

● 高齢者においては栄養管理に加え，食のQOLを考慮することが重要である．すなわち，食べたときの「心の満足感」の要素を取り入れた栄養管理計画を立てることが望ましい．例えば，地元の食材を使った料理，地域の伝統食，行事食など，高齢者にとって心の満足が得られるような食支援における工夫が食のQOLを高めるのに有用である．

B 適正なエネルギー摂取量の指示

● 高齢者においては，性，年齢，肥満度，身体活動量，病態，患者のアドヒアランスを考慮し，個別化したエネルギー摂取量を決定する．

1 標準体重から目標体重への変更 ●

● 従来BMI 22を基準として用いていた「標準体重」は，総死亡率が最も低いBMIをもとに年齢に応じて算出する「目標体重」へ変更された（表9）．

● 高齢者においては「目標体重」を一律に定めるのではなく，現体重に基づき，年齢や臓器障害など，患者の属性や代謝状態を評価しつつ，目安となる体重を段階的に再設定するなど柔軟に配慮してよい．

[表9] 目標体重(kg)の目安

総死亡が最も低いBMIは年齢によって異なり，一定の幅があることを考慮し，以下の式から算出する．
65歳未満 　　[身長(m)]^2×22
65 〜 74歳 　[身長(m)]^2×22 〜 25
75歳以上 　　[身長(m)]^2×22〜25※

※75歳以上の後期高齢者では現体重に基づき，フレイル，（基本的）ADL低下，合併症，体組成，身長の短縮，摂食状況や代謝状態の評価を踏まえ，適宜判断する．

[表10]　身体活動レベルと病態によるエネルギー係数（kcal/kg目標体重）

① 軽い労作（大部分が座位の静的活動）　　　　　　　　　　25〜30 kcal/kg 目標体重
② 普通の労作（座位中心だが通勤・家事，軽い運動を含む）　30〜35 kcal/kg 目標体重
③ 重い労作（力仕事，活発な運動習慣がある）　　　　　　　35〜　 kcal/kg 目標体重

高齢者のフレイル予防では，身体活動レベルより大きい係数を設定できる．また，肥満で減量を図る場合には，身体活動レベルより小さい係数を設定できる．いずれにおいても目標体重と現体重との間に大きな乖離がある場合には，上記①〜③を参考に柔軟に係数を設定する．

2　エネルギー摂取量の指示の仕方

● 従来用いていた「身体活動量」という係数は，「身体活動レベルと病態によるエネルギー係数」へ変更された（表10）．

● 高齢者のフレイル予防では，身体活動レベルより大きい「エネルギー係数」を設定できる．肥満で減量を図る場合には，身体活動レベルより小さい「エネルギー係数」を設定できる．高齢者においては柔軟に「エネルギー係数」を設定することが望ましい．

● 「総エネルギー摂取量の目安」は，年齢を考慮に入れた「目標体重」と「身体活動レベルと病態によるエネルギー係数」から次の計算式で算出する．

総エネルギー摂取量（kcal/日）＝目標体重（kg）[注]×エネルギー係数（kcal/kg）

注）原則として年齢を考慮に入れた目標体重を用いる．

C　バランスのとれた食品構成

● 糖尿病の食事療法では，一般的には指示エネルギー量の50〜60％を炭水化物から摂取し，タンパク質は20％までとして，残りを脂質とするが，脂質の割合が25％を超える場合は飽和脂肪酸を減じるなど脂肪酸組成に配慮する．

● わが国の高齢糖尿病患者の栄養調査では，男女ともにタンパク質の割合が少なかった．海外の調査でも，血糖コントロール不良の高齢糖尿病患者では，タンパク質や脂質の割合が少なく，炭水化物の割合が多い．ビタミン類の摂取も少ない．

● 血糖や脂質のコントロールの観点からも，緑黄色野菜の摂取が勧められる．

● 食事療法によって，認知機能，ADL，QOLなどの指標が改善したというランダム化比較試験（RCT）はない．一般の高齢者を対象としたコホート研究では，ビ

タミンB群（B6，B12，葉酸），抗酸化ビタミン（カロテノイド，C，E）やフラボノイドの摂取低下，飽和脂肪酸やトランス脂肪酸の摂取過多は認知機能低下と関連し，多価不飽和脂肪酸，不飽和脂肪酸の摂取は認知機能低下を防ぐ可能性がある．

● J–EDIT研究における後期高齢者では，"野菜や魚が多い食事パターン"の群は，"肉や脂肪の摂取が多い食事パターン"の群と比べて死亡が少なかった．

● 減塩指導（食塩摂取量6g/日未満）は高血圧を改善し，70歳までは心血管疾患と糖尿病網膜症の発症を減少させる．70歳以上の高齢糖尿病患者におけるエビデンスは乏しい．心不全，腎不全を合併する場合は減塩が必要となる．高齢者，とくに後期高齢者においては，食事摂取量やQOLの維持に配慮した減塩を行う．

● カルシウムの摂取不足は骨密度低下と関連するという報告もあり，十分な摂取に努める．

D サルコペニア・フレイル対策の食事（タンパク質摂取量）

● 高齢糖尿病患者ではタンパク質の摂取不足によるサルコペニアやフレイルに注意する．腎不全のない75歳以上の高齢糖尿病患者ではタンパク質の摂取が少ないほど死亡率が高くなるという報告があり，タンパク質の摂取不足に注意する．サルコペニア・フレイル対策のためには，健康な高齢者のタンパク質摂取量は1.0〜1.2g/kg目標体重/日以上，低栄養または低栄養のリスクがある高齢者のタンパク質摂取量は1.2〜1.5g/kg目標体重/日が推奨される．

● 高齢糖尿病患者における高タンパク食の腎機能悪化に及ぼす影響は明らかではない．MDRD trialでは，タンパク質制限の群で死亡率の増加がみられた．重度の腎機能障害がなければ，フレイル，サルコペニア予防のためにも十分なタンパク質をとることが望ましい．

E 食事療法の実際

● 食品交換表は，主に含まれている栄養素によって食品を4群6表に分類（図7）し，食品の含むエネルギー量80kcalを1単位と定め，同一表内の食品を同一単位で交換摂取できるようにつくられている．

● 食事指示票（食品交換表第7版，28〜33頁，1日の指示単位の配分例　参照）に従い，それぞれの表から適正量（指示された単位分）を摂取することにより，適切な1

[図7] 食品分類表

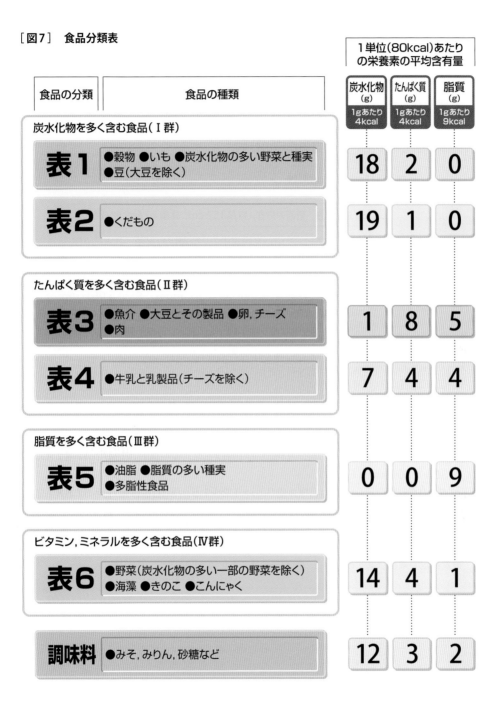

食品の分類	食品の種類	1単位(80kcal)あたりの栄養素の平均含有量		
		炭水化物(g) 1gあたり4kcal	たんぱく質(g) 1gあたり4kcal	脂質(g) 1gあたり9kcal
炭水化物を多く含む食品（Ⅰ群）				
表1	●穀物 ●いも ●炭水化物の多い野菜と種実 ●豆（大豆を除く）	18	2	0
表2	●くだもの	19	1	0
たんぱく質を多く含む食品（Ⅱ群）				
表3	●魚介 ●大豆とその製品 ●卵, チーズ ●肉	1	8	5
表4	●牛乳と乳製品（チーズを除く）	7	4	4
脂質を多く含む食品（Ⅲ群）				
表5	●油脂 ●脂質の多い種実 ●多脂性食品	0	0	9
ビタミン, ミネラルを多く含む食品（Ⅳ群）				
表6	●野菜（炭水化物の多い一部の野菜を除く） ●海藻 ●きのこ ●こんにゃく	14	4	1
調味料	●みそ, みりん, 砂糖など	12	3	2

日本糖尿病学会編・著：糖尿病食事療法のための食品交換表, 第7版, 日本糖尿病協会・文光堂, 13頁, 2013より

5 高齢者糖尿病の食事療法

日のエネルギー摂取と栄養バランスのとれた食品構成が容易に達成できる．同一表に属する食品は，類似の栄養成分をもつ食品として互いに交換できる．

● 高齢者で食品交換表の理解が難しい場合は，簡易な指導媒体を利用することも考慮する．

■ 具体的なエネルギー摂取量の指示の仕方

症例3	カテゴリーⅡの高齢男性

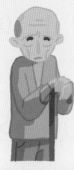

> 80歳，男性，普通の労作，身長152 cm，体重42 kg，BMI 18.2

テネリグリプチン20 mgを内服中の2型糖尿病患者．基本的ADLは自立しているが，服薬管理ができないなど手段的ADL低下（カテゴリーⅡに該当する状態）．握力19 kg，歩行速度0.6 m/秒，BIA法により算出した骨格筋量指数（skeletal muscle mass index：SMI）5.95 kg/m^{2}でサルコペニアと診断．6ヵ月で3 kgの体重減少あり．eGFR 75.6 mL/分/1.73 m^2，尿アルブミン値14.1 mg/gCrで腎機能障害なし．
この症例の総エネルギー摂取量をどのように定めるか？

① 目標体重(kg)＝[身長(m)]^2×25$^※$＝1.52×1.52×25＝57.8 kgと算出．
   ※体重減少，握力低下，歩行速度低下があり，フレイルの状態と判断されることから設定．
② 身体活動レベルが普通の労作（軽い労作に近い）であることから，エネルギー係数を30 kcal/kg目標体重に設定．
③ 総エネルギー摂取量(kcal/日)＝目標体重(kg)×エネルギー係数(kcal/kg)＝57.8×30≒1,700 kcal/日と算出．
④ タンパク質摂取量(g/日)＝目標体重(kg)×1.2～1.5 g/kg目標体重/日＝57.8×1.2～1.5≒70～85 g/日と算出（腎機能障害がないこと，指示エネルギー量1,700 kcal/日の20％以内を考慮）．

総エネルギー摂取量の目安は，食事療法開始後の体重の増減，血糖コントロールの状態，摂食状況や栄養状態をみながら，適宜見直すことが望ましい．

6 高齢者糖尿病の運動療法

高齢者における注意点・留意点

- 高齢者糖尿病において定期的な身体活動，歩行などの運動療法は，代謝異常の是正だけでなく，生命予後，ADLの維持，フレイル予防，認知機能低下の抑制にも有用である．
- 有酸素運動，レジスタンス運動は，血糖，脂質などの代謝異常と高血圧を改善する．レジスタンス運動は，筋肉量と筋力を増やし，脂肪量を減らす．有酸素運動は最大酸素摂取量を改善させるので，両者の併用が望ましい．
- 歩行とレジスタンス運動にバランス運動を加えると，歩行・バランス能力が改善し転倒予防に有効である．
- 運動療法を禁止あるいは制限した方がよい場合があるので，指導前に医学的評価（メディカルチェック）・転倒リスクを評価する．
- フレイルな高齢者においても運動療法は有用である．有酸素運動の継続が困難な高齢者においても，レジスタンス運動により筋力が増加し，移動能力は向上する．身体機能の低下した高齢者では，比較的低負荷な運動でも身体機能の改善が期待できる．

A 高齢者に適した運動療法

- 高齢者においても定期的な身体活動，歩行などの運動療法は，代謝異常の是正だけでなく，生命予後，ADLの維持，フレイル予防，認知機能低下の抑制にも有用である．

1 運動の種類

- 有酸素運動とレジスタンス運動，バランス運動，ストレッチングに分類される（図8）．
- 有酸素運動は酸素の供給に見合った強度の運動で，継続して行うことによりインスリン感受性が増大する．
- レジスタンス運動は，おもりや抵抗負荷に対して動作を行う運動で，筋力トレーニングとも言われる．レジスタンス運動は中強度の負荷強度で行っても，筋肉量を増加し，筋力を増強する効果が期待できる．水中歩行は有酸素運動とレジスタンス運動がミックスされた運動であり，下肢にかかる負担が少ない．
- バランス運動は，静止姿勢または動的動作中の姿勢を任意の状態に保つ能力や不安定な姿勢から速やかに回復させる能力を向上させる．バランス運動は生活機能の維持・向上や転倒予防に有用である．

[図8]　有酸素運動, レジスタンス運動, バランス運動, ストレッチング

| 有酸素運動 | レジスタンス運動 | バランス運動 | ストレッチング |

歩行
ジョギング
水泳
など

水中歩行
など

腹筋
ダンベル
腕立て伏せ
スクワット
など

片足立位保持
ステップ練習
体幹バランス運動
など

大腿四頭筋伸ばし
アキレス腱伸ばし
胸・肩・腕周囲筋肉伸ばし
など

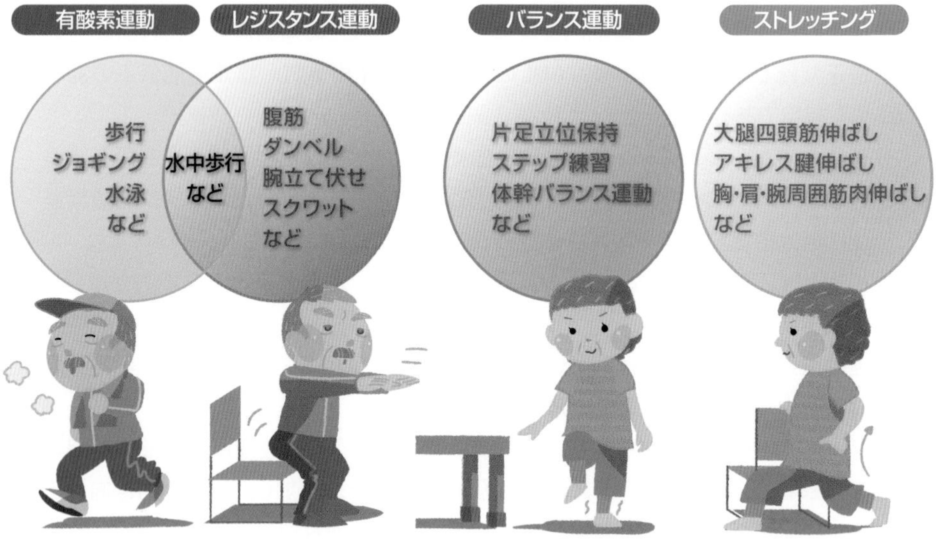

日本糖尿病学会編・著：糖尿病治療ガイド2020-2021，54頁：図12，2020より改変

- ストレッチングは，筋・腱を一定時間伸張させる手技であり，加齢に伴い低下した柔軟性を改善させる.

2 運動の強度

- 一般的に中等度の強度の有酸素運動を行うことが勧められる. 中等度の運動とは，最大酸素摂取量（$\dot{V}O_2max$）の50%前後のものを指し，運動時の心拍数によってその程度を判定する. 運動強度が50%の場合，目標心拍数は「安静時心拍数＋0.5×（最大心拍数−安静時心拍数）」で算出される. 最大心拍数は，簡易的には「220−年齢」で推定できる. 不整脈などのために心拍数を指標にできないときは，患者自身の「楽である」または「ややきつい」といった体感を目安にする.「きつい」と感じるときは強すぎる運動である. 血圧を上げるような（収縮期血圧が180mmHgを超える）運動を持続的に行うことは心血管イベント防止などの安全性の視点からも避けるべきである.

3 運動時間と頻度

- 有酸素運動は中強度で週に150分かそれ以上，週に3回以上，運動をしない日が2日間以上続かないように行い，レジスタンス運動は連続しない日程で週に2〜3回行うことがそれぞれ勧められ，禁忌でなければ両方の運動を行う.
- 洗濯，掃除，料理，買い物，犬の散歩，子供の世話などの日常生活行動によ

るエネルギー消費 (non-exercise activity thermogenesis: NEAT) を増やす.

4 高齢糖尿病患者における運動療法の効果 ••

- 2型糖尿病患者において運動を含む生活習慣への介入は,収縮期血圧,ウエスト周囲長,運動耐容能,QOLを改善させる.
- 70～90歳の高齢糖尿病患者においては,週4時間以上の身体活動を行っている患者では,4時間未満の身体活動の患者と比べて死亡が少ない.
- 高齢2型糖尿病患者におけるレジスタンス運動は,有酸素運動と同様に血糖,血圧,脂質を改善し,加えて除脂肪量と筋力を増やし脂肪量を減らす.レジスタンス運動はウエスト周囲長を主に改善させ,有酸素運動は最大酸素摂取量を改善させるので,両者の併用が望ましい.
- 肥満を有する高齢2型糖尿病患者においては,レジスタンス運動は骨密度,骨関節症状,移動能力,自己効力感,高血圧,脂質異常,不安症状,うつ,不眠,心肺機能に対する多面的な効果が期待される.
- 高齢2型糖尿病患者において,有酸素運動,レジスタンス運動に加えてバランス運動を行うと,歩行速度,バランス能力,移動能力,下肢筋力,関節可動性,反応時間,姿勢動揺が改善する.バランス運動による転倒リスクの減少効果は転倒歴のある患者で著しい.
- 運動により認知機能に対する保護的効果も期待される.有酸素運動,レジスタンス運動,バランス運動,ストレッチングを行った高齢2型糖尿病患者では,全般的な認知機能が改善した.

B 高齢者糖尿病の運動療法上の注意

- 運動療法を禁止あるいは制限した方がよい場合 (表11) があるので,指導前に医学的評価 (メディカルチェック) が必要である.
- 運動療法は制限のない場合は,実生活の中で実施可能な時間に行ってもよいが,食後1時間頃に行うのが望ましい.
- インスリン療法やインスリン分泌促進系薬で治療中の場合には,ブドウ糖を携行するなど低血糖に注意する (73頁:高齢者の低血糖 参照).インスリンは原則として四肢を避け腹壁へ注射する.
- 運動誘発性の低血糖は運動中や直後だけでなく運動終了後数時間後にも起こり得る.運動量の多いときは補食をとる,インスリン量を減量するなどの注意が必要である.
- 外傷・転倒予防のため運動前に,過去の転倒歴を確認し転倒リスク評価を行う.

[表11]　運動療法を禁止あるいは制限した方がよい場合

> 1）糖尿病の代謝コントロールが極端に悪い場合（空腹時血糖値250 mg/dL以上，または尿ケトン体中等度以上陽性）
> 2）増殖前網膜症以上の場合（眼科医と相談する）
> 3）腎不全の状態にある場合（専門の医師の意見を求める）
> 4）虚血性心疾患や心肺機能に障害のある場合（専門の医師の意見を求める）
> 5）骨・関節疾患がある場合（専門の医師の意見を求める）
> 6）急性感染症
> 7）糖尿病壊疽
> 8）高度の糖尿病性自律神経障害

● 準備運動，整理運動を励行する.

● 運動に適した衣服，ウォーキングシューズを勧める.

● 寒冷および暑熱環境下の体温調節能低下に注意する.

● 運動療法は継続することが重要であり，身体活動量計の使用，グループでの運動などを取り入れて，運動の楽しさを実感できるよう工夫する.

C　フレイル, サルコペニア, ADL低下のある例での運動療法

● 高齢者糖尿病では非糖尿病に比べて，加齢による筋力・筋肉量の低下，サルコペニアをきたしやすい. 高齢者糖尿病では，手段的ADL，基本的ADLも低下しやすい.

● 運動療法は適正なタンパク質摂取などの食事療法を組み合わせることにより，身体機能低下の予防により高い効果が期待できる.

● フレイルな高齢者においても運動療法は有用である. 糖尿病合併症や骨・関節疾患などのため有酸素運動を継続することが困難な場合でも，レジスタンス運動により筋力が増加し，移動能力は改善する. ADL改善効果についての報告は一致していない.

● フレイルな高齢者に対する運動療法では，レジスタンス運動を含む運動を週に2～3回，1回60分程度のプログラムを行うことが推奨される.

● 身体機能の低下した高齢者では，比較的低負荷な運動でも身体機能の改善効果が期待される. ADLの低下した高齢者では，歩行を中心とした単純な運動，日常生活の活動量を増加させることでも，身体機能を向上させる効果が期待される.

● 腰椎，下肢関節に整形外科的な疾患があるときは，筋力の増強を図るとともに，水中歩行，椅子に座ってできる運動や腰痛体操を勧める.

● 地域で行われる運動教室や，介護保険を利用したリハビリテーションに参加して，人と交流することはフレイル予防につながる．

D レジスタンス運動の具体例

● 下肢筋のような大きな筋を対象とした運動，具体的にはスクワットや踵上げ，つま先上げ運動などが望ましい（図9）．
● 立位保持が困難な場合は，膝伸ばしや足踏み運動などの低負荷な運動でも有効である（図9）．
● ゴムチューブを用いた運動（椅子に座り上肢・体幹の筋力をつけるチェストプレスなど）も有用である（図9）．

[図9] レジスタンス運動の具体例

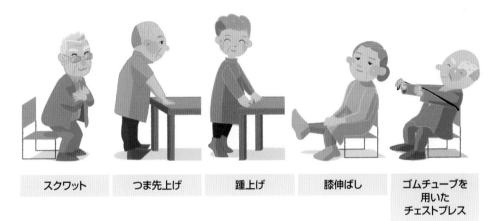

| スクワット | つま先上げ | 踵上げ | 膝伸ばし | ゴムチューブを用いたチェストプレス |

6 — 高齢者糖尿病の運動療法

7 高齢者糖尿病の薬物療法

高齢者における注意点・留意点

● 糖尿病の治療に際しては，認知機能やADLを維持する観点から，低血糖を極力避けながら高血糖を緩やかに是正することが重要である．

● 高齢者では，腎・肝機能低下による薬剤の排泄遅延が生じるため，低血糖を含むさまざまな有害作用の増強をきたしやすい．

● 高齢者糖尿病は糖尿病の合併症や他疾患の併発が多く，服薬薬剤数が多くなりやすい．ポリファーマシーは服薬アドヒアランスの低下をきたし，高血糖や腎症，死亡のリスクが高くなる．また，ポリファーマシーは重症低血糖の危険因子のひとつであり，5剤以上のポリファーマシーは転倒発生の危険因子のひとつである．

● 高齢者は発熱，下痢，嘔吐，食欲不振などのシックデイに陥る頻度が高い．高齢者はシックデイの際に脱水になりやすいので，飲水摂取の方法，摂食量が減少した場合の薬物の調整方法，緊急時の受診について，あらかじめ本人と介護者に十分説明する．

● 治療にあたっては，患者の身体機能，認知機能，心理状態，栄養状態，他の併用薬剤，社会・経済状況，アドヒアランスなどを考慮し，患者とその介護者の希望を尊重しながら，各薬剤の特徴に十分配慮して治療薬や治療目標を決めることが望ましい．

A 経口薬療法および注射薬療法

● 経口薬療法を行うにあたっては，病態に合わせた経口血糖降下薬の選択を行う（表12）．

[表12] 2型糖尿病の血糖降下薬

機　序	種　類	主な作用
インスリン分泌非促進系	ビグアナイド薬	肝臓での糖産生抑制
	チアゾリジン薬	骨格筋・肝臓でのインスリン抵抗性改善
	α-グルコシダーゼ阻害薬（α-GI）	腸管での炭水化物の吸収分解遅延による食後血糖上昇の抑制
	SGLT2阻害薬	腎臓でのブドウ糖再吸収阻害による尿中ブドウ糖排泄促進

機　序		種　類	主な作用
インスリン分泌促進系	血糖依存性	DPP-4阻害薬	GLP-1とGIPの分解抑制による血糖依存性のインスリン分泌促進とグルカゴン分泌抑制
		GLP-1受容体作動薬	DPP-4による分解を受けずにGLP-1作用増強により血糖依存性のインスリン分泌促進とグルカゴン分泌抑制
	血糖非依存性	スルホニル尿素(SU)薬	インスリン分泌の促進
		速効型インスリン分泌促進薬(グリニド薬)	より速やかなインスリン分泌の促進・食後高血糖の改善
インスリン製剤		①基礎インスリン製剤(持効型溶解インスリン製剤，中間型インスリン製剤) ②追加インスリン製剤(超速効型インスリン製剤，速効型インスリン製剤) ③超速効型あるいは速効型と中間型を混合した混合型インスリン製剤 ④超速効型と持効型溶解の配合溶解インスリン製剤	超速効型や速効型インスリン製剤は，食後高血糖を改善し，持効型溶解や中間型インスリン製剤は空腹時高血糖を改善する

日本糖尿病学会編・著：糖尿病治療ガイド2020-2021，38頁：表6，文光堂，2020より改変

1 ビグアナイド薬 インスリン分泌非促進系 ....•

A 薬の種類（表13）

[表13] 主なビグアナイド薬

種類	一般名	主な販売名	初期量	維持用量	最高投与量
ビグアナイド薬	メトホルミン	メトグルコ錠250mg/500mg	1日量500mgより開始し，1日2～3回食後に分割経口投与	効果を観察しながら決めるが，通常1日500～1,500mgとする	1日2,250mg(45≦eGFR<60では1,500mg，30≦eGFR<45では750mgまでを目安とする)

日本糖尿病学会編・著：糖尿病治療ガイド2020-2021，58頁：表8，文光堂，2020より

B 作用特性と臨床的特徴

● 肝臓での糖新生の抑制が主な作用であるが，その他，消化管からの糖吸収の抑制，末梢組織でのブドウ糖利用促進などさまざまな作用により，血糖降下作用を発揮する.

● メトホルミンの使用にあたり，腎機能を確認する．eGFR 30mL/分/1.73m^{2}未満は禁忌であり，eGFR 45mL/分/1.73m^{2}未満で減量が必要である.

● 血糖コントロール改善に際して，体重が増加しにくい.

● 単独使用では低血糖をきたす可能性は低い.

● 高齢者でも心血管死亡のリスクを減少させる可能性がある.

C 高齢者糖尿病でとくに注意すべき点

● 乳酸アシドーシスのリスクを考慮する必要がある.

● 経口摂取が困難, 寝たきりなど, 全身状態が悪い患者には投与しない.

● 消化器症状, 水分摂取, 体重などをモニターして使用する. シックデイや造影剤投与時には中止する必要がある.

● 定期的に腎機能 (eGFR), 肝機能や患者の状態を慎重に観察し, 投与量の調節や投与継続の是非を検討しなければならない. とくに75歳以上の高齢者では, より慎重な判断が必要である.

2 チアゾリジン薬 （インスリン分泌非促進系）

A 薬の種類（表14）

［表14］ チアゾリジン薬

種類	一般名	主な販売名	初期量	維持用量	最高投与量
チアゾリジン薬	ピオグリタゾン	アクトス錠15/30	15～30mgを1日1回朝食前または朝食後に経口投与（女性, 高齢者, インスリン併用時は15mgから）		1日45mg（インスリンとの併用時は30mgを超えないこと）

日本糖尿病学会編・著：糖尿病治療ガイド2020-2021, 60頁：表9, 文光堂, 2020より

B 作用特性と臨床的特徴

● インスリン抵抗性の改善を介して血糖降下作用を発揮する.

● 単独使用では低血糖をきたす可能性は低い.

C 高齢者糖尿病でとくに注意すべき点

● 水分貯留を示す傾向があり, 心不全患者, 心不全の既往のある患者には使用しない.

● できるだけ少量から開始し, 慎重に投与する.

● 海外の臨床試験で, 女性において骨折の発現頻度上昇が報告されており, 骨折のリスクにも注意を要する.

7 高齢者糖尿病の薬物療法

3 α–グルコシダーゼ阻害薬 インスリン分泌非促進系

A 薬の種類（表15）

[表15] α–グルコシダーゼ阻害薬

種類	一般名	主な販売名	初期量	維持用量	最高投与量
α–グルコシダーゼ阻害薬	アカルボース	グルコバイ錠 50mg/100mg	1回50mgより投与を開始し，忍容性を確認したうえ1回100mgへ増量してもよい	1回100mgを1日3回，食直前に経口投与	1回100mg（1日300mg）
	ボグリボース	ベイスン錠0.2/0.3	1回0.2mgを1日3回毎食直前に経口投与		1回0.3mg（1日0.9mg）
	ミグリトール	セイブル錠 25mg/50mg/75mg	1回50mgを1日3回毎食直前に経口投与		1回75mg（1日225mg）

日本糖尿病学会編・著：糖尿病治療ガイド2020-2021，60頁：表10，文光堂，2020より

B 作用特性と臨床的特徴

● 糖の吸収を遅らせることにより食後の血糖上昇を抑制する．

● 血糖コントロール改善に際して体重が増加しにくい．

C 高齢者糖尿病でとくに注意すべき点

● 開腹手術歴のある高齢者では，腸閉塞などの重篤な副作用を引き起こすことがあり注意を要する．

● アカルボースでは重篤な肝障害例が報告されており，定期的な肝機能検査が必要である．

● 本剤を使用中に低血糖をきたした場合には，蔗糖（スクロース）ではなく，ブドウ糖を経口投与するよう患者または介護者に説明する必要がある．

● 毎食直前に服用する必要があり，服薬の回数やタイミングが負担になりやすい．

7

高齢者糖尿病の薬物療法

4 SGLT2阻害薬 （インスリン分泌非促進系） ·····

A 薬の種類（表16）

[表16] SGLT2阻害薬

種類	一般名	販売名	初期量	維持用量	最高投与量
SGLT2阻害薬	イプラグリフロジン	スーグラ錠25mg/50mg	50mgを1日1回朝食前または朝食後に経口投与		1日100mg
	ダパグリフロジン	フォシーガ錠5mg/10mg	5mgを1日1回経口投与		1日10mg
	ルセオグリフロジン	ルセフィ錠2.5mg/5mg	2.5mgを1日1回朝食前または朝食後に経口投与		1日5mg
	トホグリフロジン	アプルウェイ錠20mg	20mgを1日1回朝食前または朝食後に経口投与		1日20mg
		デベルザ錠20mg			
	カナグリフロジン	カナグル錠100mg	100mgを1日1回朝食前または朝食後に経口投与		1日100mg
	エンパグリフロジン	ジャディアンス錠10mg/25mg	10mgを1日1回朝食前または朝食後に経口投与		1日25mg

日本糖尿病学会編・著：糖尿病治療ガイド2020-2021，61頁：表11，文光堂，2020より

B 作用特性と臨床的特徴

● SGLT2阻害薬は，尿糖排泄促進を介した血糖改善および体重減少効果を有する．

● インスリンとは独立した作用を示すため，単独使用では低血糖をきたす可能性は低い．

● 腎機能低下患者では糸球体濾過量が低下しているため，効果が減弱し，よい適応ではない．eGFR 30 mL/分/1.73 m^{2}未満の場合と透析例には使用しない．

● 一部のSGLT2阻害薬は1型糖尿病患者への適応を有するが，十分なインスリン治療を前提とし，ケトアシドーシスやサルコペニア・フレイルの誘因となる可能性を考慮し，専門医のもとで使用する．

C 高齢者糖尿病でとくに注意すべき点

● 脱水，尿路・性器感染症，低栄養やサルコペニアなど高齢者に有害な副作用が懸念される薬剤でもあるため，75歳以上の高齢者あるいは65～74歳で老年症候群（サルコペニア，認知機能低下，ADL低下など）のある場合には慎重に投与する．

5 DPP-4 阻害薬 血糖依存性インスリン分泌促進系 ••• •

A 薬の種類（表17）

● 1日1回製剤，1日2回製剤，週1回製剤がある．

[表17] DPP-4阻害薬

種類	一般名	販売名	初期量	維持用量	最高投与量
DPP-4阻害薬	▼1日1〜2回				
	シタグリプチン	ジャヌビア錠 12.5mg/25mg/50mg/100mg グラクティブ錠 12.5mg/25mg/50mg/100mg	50mgを1日1回経口投与		1日100mg
	ビルダグリプチン	エクア錠50mg	50mgを1日2回朝，夕に経口投与する．なお，患者の状態に応じて50mgを1日1回朝に投与することができる		1日100mg
	アログリプチン	ネシーナ錠 6.25mg/12.5mg/25mg	25mgを1日1回経口投与		1日25mg
	リナグリプチン	トラゼンタ錠5mg	5mgを1日1回経口投与		1日5mg
	テネリグリプチン	テネリア錠20mg/40mg	20mgを1日1回経口投与		1日40mg
	アナグリプチン	スイニー錠100mg	1回100mgを1日2回朝夕に経口投与		1回200mg（1日400mg）
	サキサグリプチン	オングリザ錠2.5mg/5mg	5mgを1日1回経口投与する．なお，患者の状態に応じて2.5mgを1日1回経口投与することができる		1日5mg
	▼週1回				
	トレラグリプチン	ザファテック錠 25mg/50mg/100mg	100mgを1週間に1回経口投与		1週100mg
	オマリグリプチン	マリゼブ錠12.5mg/25mg	25mgを1週間に1回経口投与		1週25mg

日本糖尿病学会編・著：糖尿病治療ガイド2020-2021，63頁：表12，文光堂，2020より

B 作用特性と臨床的特徴

● DPP-4の選択的阻害により活性型GLP-1濃度および活性型GIP濃度を高め，血糖降下作用を発揮する．
● 血糖コントロール改善に際して体重が増加しにくい．
● 血糖依存的に作用するため，単独投与では低血糖の可能性は低い．
● 良好な血糖低下効果を示しつつ，単独使用では低血糖を起こしにくいため，近年，高齢者における有用性が報告されている．

❼ 高齢者糖尿病の薬物療法

C 高齢者糖尿病でとくに注意すべき点

- DPP-4阻害薬とSU薬との併用で，重篤な低血糖による意識障害を起こす症例が報告されている．SU薬で治療中の患者にDPP-4阻害薬を追加投与する場合，SU薬は減量が望ましい．とくに高齢（65歳以上），軽度腎機能低下（Cr 1.0 mg/dL以上），あるいは両者が併存する場合には，DPP-4阻害薬追加の際にSU薬を減量する．
- DPP-4阻害薬内服中に皮膚症状が出現した場合について，水疱性類天疱瘡の鑑別が必要である．

6 GLP-1 受容体作動薬 血糖依存性インスリン分泌促進系

A 薬の種類（表18）

- 1日1回製剤，1日2回製剤，週1回製剤がある．

[表18] GLP-1 受容体作動薬

種類	一般名	販売名	初期量	維持用量	最高投与量
GLP-1受容体作動薬	▼1日1～2回				
	リラグルチド	ビクトーザ皮下注18mg	1日1回0.3mgから開始し，1日1回朝または夕に皮下注射	1週間以上の間隔で0.3mgずつ増量し，0.9mgを維持用量とする	1週間以上の間隔で0.3mgずつ1.8mgまで増量できる
	エキセナチド	バイエッタ皮下注5μgペン300/10μgペン300	1回5μgを1日2回朝夕食前に皮下注射		投与開始から1ヵ月以上の経過観察後，1回10μg，1日2回投与に増量できる
	リキシセナチド	リキスミア皮下注300μg	10μgから開始し，1日1回朝食前に皮下注射	10μgを1週間以上投与した後1日1回15μgに増量し，1週間以上投与した後1日1回20μgに増量する	1日20μg
	▼週1回				
	持続性エキセナチド	ビデュリオン皮下注用2mgペン	2mgを週に1回，皮下注射		1週2mg
	デュラグルチド	トルリシティ皮下注0.75mgアテオス	0.75mgを週に1回，皮下注射		1週0.75mg
	セマグルチド	オゼンピック皮下注0.25mgSD/0.5mgSD/1.0mgSD	週1回0.25mgから開始し，4週間投与した後，週1回0.5mgに増量して皮下注射	0.5mgを週に1回，皮下注射	1週1.0mg

日本糖尿病学会編・著：糖尿病治療ガイド2020-2021，64頁：表13，文光堂，2020より改変

⑦ 高齢者糖尿病の薬物療法

B 作用特性と臨床的特徴

● 良好な血糖低下効果を示しつつ単独使用では低血糖を起こしにくいため, 高齢者における有用性が報告されている.

C 高齢者糖尿病でとくに注意すべき点

● SU薬またはインスリン製剤との併用により, 低血糖の発現頻度が単独投与の場合より高くなるので, 定期的に血糖測定を行う.

● GLP-1受容体作動薬使用時に認められる食欲低下や体重減少効果は, 本来2型糖尿病治療に有益な作用であるものの, 高齢者では脱水, 低栄養, サルコペニアや骨量減少, そしてQOL低下といった負の作用をもたらし得るので注意が必要である.

● 高齢糖尿病患者にGLP-1受容体作動薬を使用する場合は, 嘔気, 嘔吐などの消化器症状と体重推移にとくに注意して使用する.

7 スルホニル尿素（SU）薬 血糖非依存性インスリン分泌促進系

A 薬の種類（表19）

［表19］ 主なSU薬

種類	一般名	主な販売名	初期量	維持用量	最高投与量
スルホニル尿素（SU）薬	グリクラジド	グリミクロンHA錠20mg/グリミクロン錠40mg	1日20mgより開始し, 1日1～2回（朝または朝夕）食前または食後に経口投与	1日20～120mg	1日160mg
	グリメピリド	アマリール0.5mg錠/1mg錠/3mg錠	1日0.5～1mgより開始し, 1日1～2回朝または朝夕, 食前または食後に経口投与	1日0.5～4mg	1日6mg

日本糖尿病学会編・著：糖尿病治療ガイド2020-2021, 65頁：表14, 文光堂, 2020より改変

B 作用特性と臨床的特徴

● 膵β細胞膜上のATP感受性カリウムチャネルに結合し, インスリン分泌を促進する.

● インスリン分泌能が保たれているが, 食事療法, 運動療法によっても十分良好な血糖コントロールが得られないインスリン非依存状態の患者に用いる.

● 高度の肥満などインスリン抵抗性が強いと考えられる患者には, よい適応ではない.

C 高齢者糖尿病でとくに注意すべき点

● SU薬は作用が強力であり, とくに腎機能低下時や75歳以上の高齢者, 退院直後,

多剤内服（ポリファーマシー）時，シックデイや低栄養状態などでは重症・遷延性低血糖を惹起しやすい．

● 高齢糖尿病患者に対しては，SU薬はグリクラジド20 mgやグリメピリド0.5 mgなどできるだけ少量で使用し，経過中も腎機能，HbA1cや低血糖の徴候などを注意深く観察して適宜減量・中止を行う．中等度腎機能障害（eGFR 30～59 mL/分/1.73 m^2）がある患者では減量し，重度腎機能障害（eGFR 30 mL/分/1.73 m^{2}未満）がある患者での使用は禁忌である．

● グリベンクラミドは作用時間が長く，高齢者では使用を控える．グリメピリドもグリベンクラミドと同様に，重症低血糖や遷延性低血糖に注意が必要である．

● SU薬との相互作用により低血糖が起こりやすくなるDPP-4阻害薬やGLP-1受容体作動薬，抗不整脈薬やニューキノロン系抗菌薬などの併用薬にも注意を払う．

8 速効型インスリン分泌促進薬（グリニド薬） 血糖非依存性インスリン分泌促進系 ……●

A 薬の種類（表20）

[表20] グリニド薬

種類	一般名	主な販売名	初期量	維持用量	最高投与量
速効型インスリン分泌促進薬（グリニド薬）	ナテグリニド	スターシス錠30 mg/90 mg ／ ファスティック錠30／錠90	1回30/90 mgを1日3回毎食直前に経口投与		1回120 mg（1日360 mg）
	ミチグリニド	グルファスト錠5 mg/10 mg グルファストOD錠5 mg/10 mg	1回5/10 mgを1日3回毎食直前に経口投与		1回10 mg（1日30 mg）
	レパグリニド	シュアポスト錠0.25 mg/0.5 mg	1回0.25 mgより開始し，1日3回毎食直前に経口投与	1回0.25～0.5 mg	1回1 mg（1日3 mg）

日本糖尿病学会編・著：糖尿病治療ガイド2020-2021，66頁：表15，文光堂，2020より改変

B 作用特性と臨床的特徴

● 膵β細胞膜上のATP感受性カリウムチャネルに結合し，インスリン分泌を促進する．服用後短時間で血糖降下作用を発揮する．

● SU薬に比べ吸収と血中からの消失が速く，高齢者糖尿病の特徴である食後高血糖の是正によい適応となる．

C 高齢者糖尿病でとくに注意すべき点

● 高齢者糖尿病の特徴である食後高血糖の是正に適しているが，低血糖のリスク

7 高齢者糖尿病の薬物療法

があり，注意を要する．
● 毎食直前に服用する必要があり，服薬の回数やタイミングが負担になりやすい．

9 インスリン

A 薬の種類

● インスリン製剤および主なインスリンペン型注入器の詳細については表21〜24を参照．
● 地色が ▨▨▨▨ 色の製剤はインスリンアナログ製剤，その他はヒトインスリン製剤を表す．なお，薬の使用にあたっては添付文書を参照のこと．

［表21］ インスリンプレフィルド／キット製剤

分類名	商品名	単位数/容量	インスリン注入量（単位刻み）	発現時間	最大作用時間	持続時間
超速効型	ヒューマログ注ミリオペン	300/3 mL	1〜60 U（1 U）	15分未満	30分〜1.5時間	3〜5時間
	ヒューマログ注ミリオペン HD	300/3 mL	0.5〜30 U（0.5 U）	15分未満	30分〜1.5時間	3〜5時間
	ノボラピッド注フレックスタッチ	300/3 mL	1〜80 U（1 U）	10〜20分	1〜3時間	3〜5時間
	ノボラピッド注フレックスペン	300/3 mL	1〜60 U（1 U）	10〜20分	1〜3時間	3〜5時間
	ノボラピッド注イノレット	300/3 mL	1〜50 U（1 U）	10〜20分	1〜3時間	3〜5時間
	フィアスプ注フレックスタッチ	300/3 mL	1〜80 U（1 U）	ノボラピッド注の作用発現よりも5分速い	1〜3時間	3〜5時間
	アピドラ注ソロスター	300/3 mL	1〜80 U（1 U）	15分未満	30分〜1.5時間	3〜5時間
	ルムジェブ注ミリオペン	300/3 mL	1〜60 U（1 U）	ヒューマログ注の作用発現より速い	30分〜1.5時間	3〜5時間
	ルムジェブ注ミリオペン HD	300/3 mL	0.5〜30 U（0.5 U）	ヒューマログ注の作用発現より速い	30分〜1.5時間	3〜5時間
	インスリン リスプロ BS 注ソロスター HU「サノフィ」	300/3 mL	1〜80 U（1 U）	15分未満	30分〜1.5時間	3〜5時間
速効型	ヒューマリンR注ミリオペン	300/3 mL	1〜60 U（1 U）	30分〜1時間	1〜3時間	5〜7時間
	ノボリンR注フレックスペン	300/3 mL	1〜60 U（1 U）	約30分	1〜3時間	約8時間
混合型注1)	ヒューマログミックス25注ミリオペン ヒューマログミックス50注ミリオペン	300/3 mL	1〜60 U（1 U）	15分未満	30分〜6時間 30分〜4時間	18〜24時間

分類名	商品名	単位数/容量	インスリン注入量（単位刻み）	発現時間	最大作用時間	持続時間
混合型[注1)]	ヒューマリン3/7注ミリオペン	300/3 mL	1～60 U（1 U）	30分～1時間	2～12時間	18～24時間
	ノボラピッド30ミックス注フレックスペン ノボラピッド50ミックス注フレックスペン ノボラピッド70ミックス注フレックスペン	300/3 mL	1～60 U（1 U）	10～20分	1～4時間	約24時間
	ノボリン30R注フレックスペン	300/3 mL	1～60 U（1 U）	約30分	2～8時間	約24時間
	イノレット30R注	300/3 mL	1～50 U（1 U）	約30分	2～8時間	約24時間
配合溶解[注2)]	ライゾデグ配合注フレックスタッチ	300/3 mL	1～80 U（1 U）	10～20分	1～3時間	42時間超[注3)]
中間型	ヒューマリンN注ミリオペン	300/3 mL	1～60 U（1 U）	1～3時間	8～10時間	18～24時間
	ノボリンN注フレックスペン	300/3 mL	1～60 U（1 U）	約1.5時間	4～12時間	約24時間
持効型溶解	レベミル注フレックスペン	300/3 mL	1～60 U（1 U）	約1時間	3～14時間	約24時間
	レベミル注イノレット	300/3 mL	1～50 U（1 U）	約1時間	3～14時間	約24時間
	トレシーバ注フレックスタッチ	300/3 mL	1～80 U（1 U）	－	明らかなピークなし	42時間超[注3)]
	ランタス注ソロスター		1～80 U（1 U）			
	インスリン グラルギンBS注ミリオペン「リリー」	300/3 mL	1～60 U（1 U）	1～2時間	明らかなピークなし	約24時間
	インスリン グラルギンBS注キット「FFP」		1～80 U（1 U）			
	ランタスXR注ソロスター	450/1.5 mL	1～80 U（1 U）	1～2時間	明らかなピークなし	24時間超

注1) ノボ ノルディスク ファーマ社の混合型製剤には，超速効型の混合比率（%）を示したノボラピッド30ミックス注，ノボラピッド50ミックス注，ノボラピッド70ミックス注，速効型の混合比率（%）を示した30R注がある．日本イーライリリー社の混合型製剤には，超速効型と中間型の混合比率が25%と75%のヒューマログミックス25注および50%と50%のヒューマログミックス50注，速効型と中間型の混合比率が30%と70%のヒューマリン3/7注がある．

注2) 混合型インスリン製剤が，超速効型または速効型インスリンとそれぞれの中間型インスリンをさまざまな比率であらかじめ混合した製剤であるのに対して，配合溶解製剤のライゾデグ配合注は，超速効型インスリンであるノボラピッドと持効型溶解インスリンであるトレシーバの2種類の異なるインスリンを，3：7の割合で1本の注入器に配合した製剤である．

注3) 反復投与時の持続時間．

日本糖尿病学会編・著：糖尿病治療ガイド2020-2021，140-141頁，文光堂，2020より改変

左余白: ❼ 高齢者糖尿病の薬物療法

[表22] インスリンカートリッジ製剤

分類名	商品名	単位数/容量	発現時間	最大作用時間	持続時間
超速効型	ヒューマログ注カート	300/3 mL	15分未満	30分〜1.5時間	3〜5時間
	ノボラピッド注ペンフィル	300/3 mL	10〜20分	1〜3時間	3〜5時間
	フィアスプ注ペンフィル	300/3 mL	ノボラピッド注の作用発現よりも5分速い	1〜3時間	3〜5時間
	アピドラ注カート	300/3 mL	15分未満	30分〜1.5時間	3〜5時間
	ルムジェブ注カート	300/3 mL	ヒューマログ注の作用発現より速い	30分〜1.5時間	3〜5時間
	インスリン リスプロBS注カートHU「サノフィ」	300/3 mL	15分未満	30分〜1.5時間	3〜5時間
速効型	ヒューマリンR注カート	300/3 mL	30分〜1時間	1〜3時間	5〜7時間
混合型[注1]	ヒューマログミックス25注カート ヒューマログミックス50注カート	300/3 mL	15分未満	30分〜6時間 30分〜4時間	18〜24時間
	ヒューマリン3/7注カート	300/3 mL	30分〜1時間	2〜12時間	18〜24時間
	ノボラピッド30ミックス注ペンフィル	300/3 mL	10〜20分	1〜4時間	約24時間
中間型	ヒューマリンN注カート	300/3 mL	1〜3時間	8〜10時間	18〜24時間
持効型溶解	レベミル注ペンフィル	300/3 mL	約1時間	3〜14時間	約24時間
	トレシーバ注ペンフィル	300/3 mL	—	明らかなピークなし	42時間超[注2]
	ランタス注カート	300/3 mL	1〜2時間	明らかなピークなし	約24時間
	インスリングラルギンBS注カート「リリー」				

注1) ノボ ノルディスク ファーマ社の混合型製剤には，超速効型の混合比率（%）を示したノボラピッド30ミックス注がある．
日本イーライリリー社の混合型製剤には，超速効型と中間型の混合比率が25%と75%のヒューマログミックス25注および50%と50%のヒューマログミックス50注，速効型と中間型の混合比率が30%と70%のヒューマリン3/7注がある．
注2) 反復投与時の持続時間.

日本糖尿病学会編・著：糖尿病治療ガイド2020-2021，142頁，文光堂，2020より改変

❼ 高齢者糖尿病の薬物療法

[表23] インスリンバイアル製剤

分類名	商品名	単位数/容量	発現時間	最大作用時間	持続時間
超速効型	ヒューマログ注100単位/mL	1,000/10 mL	15分未満	30分〜1.5時間	3〜5時間
	ノボラピッド注100単位/mL	1,000/10 mL	10〜20分	1〜3時間	3〜5時間
	フィアスプ注100単位/mL	1,000/10 mL	ノボラピッド注の作用発現よりも5分速い	1〜3時間	3〜5時間
	アピドラ注100単位/mL	1,000/10 mL	15分未満	30分〜1.5時間	3〜5時間
	ルムジェブ注100単位/mL	1,000/10 mL	ヒューマログ注の作用発現より速い	30分〜1.5時間	3〜5時間
	インスリン リスプロBS注100単位/mL HU「サノフィ」	1,000/10 mL	15分未満	30分〜1.5時間	3〜5時間
速効型	ヒューマリンR注100単位/mL	1,000/10 mL	30分〜1時間	1〜3時間	5〜7時間
	ノボリンR注100単位/mL	1,000/10 mL	約30分	1〜3時間	約8時間
混合型注)	ヒューマリン3/7注100単位/mL	1,000/10 mL	30分〜1時間	2〜12時間	18〜24時間
中間型	ヒューマリンN注100単位/mL	1,000/10 mL	1〜3時間	8〜10時間	18〜24時間
持効型溶解	ランタス注100単位/mL	1,000/10 mL	1〜2時間	明らかなピークなし	約24時間

注) 日本イーライリリー社の混合型製剤「ヒューマリン」の「3/7注」は，速効型と中間型の混合比率が3:7（30%：70%）であることを示している．

日本糖尿病学会編・著：糖尿病治療ガイド2020-2021，143頁，文光堂，2020より改変

[表24] 主なインスリンペン型注入器 注)

商品名	インスリン注入量 (単位刻み)	使用カートリッジ製剤
ノボペン4	1〜60U (1U)	ノボラピッド注ペンフィル フィアスプ注ペンフィル ノボラピッド30ミックス注ペンフィル
ノボペンエコー	0.5〜30U (0.5U)	レベミル注ペンフィル トレシーバ注ペンフィル
ヒューマペンサビオ	1〜60U (1U)	ヒューマログ注カート ルムジェブ注カート ヒューマリンR注カート
ヒューマペンラグジュラ	1〜60U (1U)	ヒューマログミックス25注カート ヒューマログミックス50注カート
ヒューマペンラグジュラHD	1〜30U (0.5U)	ヒューマリン3/7注カート ヒューマリンN注カート インスリン グラルギンBS注カート「リリー」
イタンゴ	1〜60U (1U)	アピドラ注カート ランタス注カート インスリンリスプロBS注カートHU「サノフィ」

注) インスリンペン型注入器ごとに使用できるカートリッジ製剤が違うので注意が必要.

日本糖尿病学会編・著:糖尿病治療ガイド2020-2021, 144頁, 文光堂, 2020より改変

B 作用特性と臨床的特徴

● 1型糖尿病患者にインスリン療法を行う. 2型糖尿病患者で, 高血糖が持続し, 経口薬やGLP-1受容体作動薬でもコントロールできない場合にインスリン療法を行う.

C 高齢者糖尿病でとくに注意すべき点

● インスリン治療は重症低血糖を起こしやすいので, 低血糖の予防や早期発見のための対策を立てて, 患者や介護者にその対処法を十分に説明する.

● 高齢者のインスリン治療では, 認知機能やQOLにも配慮して注射回数をできるだけ少なくすることが望ましい.

● 認知症合併の2型糖尿病患者などで頻回のインスリン注射が困難な場合には, 持効型溶解インスリン1日1回注射と経口薬の併用により, インスリンの注射回数を減らすことも考慮する.

● 血糖値のみに応じたスライディングスケールによるインスリン投与は, 低血糖のリスクを高める可能性があり慎重な検討が必要である. 食事量が大きく変動する場合には, 食事量に応じたスライディングスケールによるインスリン投与が検討される.

10 配合薬 ···•

A 薬の種類

● 配合錠および基礎インスリン製剤とGLP-1受容体作動薬の配合注射薬についての詳細は表25, 26を参照.

[表25] 経口薬

分 類	一般名	商品名	剤型・含有量	用法・用量[注]
配合薬	ピオグリタゾン塩酸塩／メトホルミン塩酸塩	メタクト配合錠LD メタクト配合錠HD	錠 15/500 mg 錠 30/500 mg	[15/500 mg] /日 [30/500 mg] /日 朝食後
	ピオグリタゾン塩酸塩／グリメピリド	ソニアス配合錠LD ソニアス配合錠HD	錠 15/1 mg 錠 30/3 mg	[15/1 mg] /日 [30/3 mg] /日 朝食前または朝食後
	アログリプチン安息香酸塩／ピオグリタゾン塩酸塩	リオベル配合錠LD リオベル配合錠HD	錠 25/15 mg 錠 25/30 mg	[25/15 mg] /日 [25/30 mg] /日 朝食前または朝食後
	ミチグリニドカルシウム水和物／ボグリボース	グルベス配合錠 グルベス配合OD錠	錠 10/0.2 mg 口腔内崩壊錠 10/0.2 mg	[30/0.6 mg] /日 1日3回食直前
	ビルダグリプチン／メトホルミン塩酸塩	エクメット配合錠LD エクメット配合錠HD	錠 50/250 mg 錠 50/500 mg	[100/500 mg] /日 [100/1,000 mg] /日 1日2回(朝夕)
	アログリプチン安息香酸塩／メトホルミン塩酸塩	イニシンク配合錠	錠 25/500 mg	[25/500 mg] /日 食直前または食後
	テネリグリプチン臭化水素酸塩水和物／カナグリフロジン水和物	カナリア配合錠	錠 20/100 mg	[20/100 mg] /日 朝食前または朝食後
	アナグリプチン／メトホルミン塩酸塩	メトアナ配合錠LD メトアナ配合錠HD	錠 100/250 mg 錠 100/500 mg	[200/500 mg] /日 [200/1,000 mg] /日 1日2回(朝夕)
	シタグリプチンリン酸塩水和物／イプラグリフロジンL-プロリン	スージャヌ配合錠	錠 50/50 mg	[50/50 mg] /日 朝食前または朝食後
	エンパグリフロジン／リナグリプチン	トラディアンス配合錠AP トラディアンス配合錠BP	錠 10/5 mg 錠 25/5 mg	[10/5 mg] /日 [25/5 mg] /日 朝食前または朝食後

注) 用量は常用量を記載した.

日本糖尿病学会編・著：糖尿病治療ガイド2020-2021, 138頁, 文光堂, 2020より改変

［表26］ 注射薬

分　類	一般名	商品名	剤型・1筒中の含有量	用法・用量[注]
配合薬	インスリン デグルデク（遺伝子組換え）／リラグルチド（遺伝子組換え）	ゾルトファイ配合注フレックスタッチ	300 U/10.8 mg	[10〜50単位/0.36〜1.8 mg]／日
	インスリン グラルギン（遺伝子組換え）／リキシセナチド配合製剤	ソリクア配合注ソロスター	300 U/300 μg	[5〜20単位/5〜20 μg]／日

注）用量は常用量を記載した.

日本糖尿病学会編・著：糖尿病治療ガイド2020-2021，139頁，文光堂，2020より改変

B 作用特性と臨床的特徴

● 配合薬により，各単剤による併用療法と比べ，使用する製剤の種類および数が減少し，患者の服薬アドヒアランスの向上が期待できる.

C 高齢者糖尿病でとくに注意すべき点

● 副作用としてそれぞれの単剤投与における症状，臨床検査値の異常に注意する.

❼ 高齢者糖尿病の薬物療法

B 具体的な処方例

■ 高用量のSU薬のみの処方から，DPP−4阻害薬とビグアナイド薬を加えて少量のSU薬の処方へ変更

症例4 高齢者で高用量SU薬を使用している患者への治療見直し

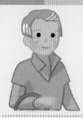

76歳，女性，身長157cm，体重52kg，BMI 21.1

経過22年の2型糖尿病患者．高用量SU薬を内服して，HbA1c 6.2%，認知機能は正常で，ADLは自立している．

この場合の対応は，

① 高齢者糖尿病の血糖コントロール目標（39頁：図6参照）を参考に，目標HbA1cは7.0〜7.9%として，低血糖防止のためにSU薬を減量する．SU薬はグリクラジド20mgやグリメピリド0.5mgなどできるだけ少量で使用する．

② SU薬で治療中にDPP−4阻害薬を追加投与する場合には，低血糖予防のためSU薬を減量してからDPP−4阻害薬を追加する．ビグアナイド薬の併用でSU薬を減量することも検討する．可能であればSU薬の中止を目指す．

③ ビグアナイド薬の使用にあたり，定期的に腎機能，肝機能や患者の状態を慎重に観察し，投与量の調節や投与の継続を検討する．とくに75歳以上の高齢者では，より慎重に判断する．消化器症状，水分摂取，体重などをモニターして，シックデイや造影剤投与時などではビグアナイド薬は中止する．

■ ビグアナイド薬とSGLT2阻害薬

症例5	非アルコール性脂肪性肝疾患(NAFLD)を合併した2型糖尿病

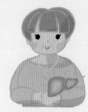

66歳, 女性, 身長154cm, 体重65kg, BMI 27.4

経過10年の2型糖尿病患者. HbA1c 7.5%で投薬を受けていない. 軽度の肝機能異常を認めていたため, 腹部エコーを施行したところ, 脂肪肝を指摘された. 機会飲酒であり, NAFLDと考えられた.

この場合の対応は,
① 減量やエネルギー制限食(1,400〜1,600kcal/日程度, 脂質は総エネルギーの20%以下に制限), 禁酒が推奨される. 運動療法も積極的に取り入れる.
② NAFLDに有効と報告される薬剤に, SGLT2阻害薬, チアゾリジン薬, GLP-1受容体作動薬がある. ビグアナイド薬も体重増加をきたしにくく選択肢のひとつである. 消化器内科との連携を検討する.
③ SGLT2阻害薬は, 脱水, 尿路・性器感染症, 低栄養やサルコペニアなど高齢者に有害な副作用が懸念される薬剤であり, 75歳以上の高齢者あるいは65〜74歳で老年症候群(サルコペニア, 認知機能低下, ADL低下など)のある場合には慎重に投与する.

■ 持効型溶解インスリンと経口薬の併用

症例6	認知機能の低下でインスリンの自己注射が困難な症例

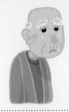

80歳, 男性, 身長163cm, 体重54kg, BMI 20.3

経過20年の2型糖尿病患者. 認知症があり, 内服薬の管理はすべて同居の家族が行っている. 内服薬で治療中だが, HbA1c 10.0%と著しく高く, インスリン導入が必要と考えられた.

この場合の対応は,
① 本人と家族にインスリン導入が必要であることを説明する. 目標HbA1cは, 高齢者糖尿病の血糖コントロール目標(39頁：図6参照)に従い8.5%未満(下限7.5%)を目指す.
② もし家族が行うことができれば, 家族にインスリン注射の指導を行い, 家族に注射を打ってもらう. その際に, なるべく負担が少ない持効型溶解インスリンの1日1回注射を考慮する.
③ 持効型溶解インスリンの注射に加えて, 経口薬を併用することで血糖値の改善が期待できる. 訪問看護やデイサービスなどの介護サービスを利用して, 経口薬の服薬アドヒアランスを確認することを検討する.

7 高齢者糖尿病の薬物療法

■週1回GLP-1受容体作動薬と経口薬の併用

症例7 心血管疾患を合併する糖尿病患者にGLP-1受容体作動薬やSGLT2阻害薬を検討

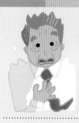

67歳, 男性, 身長168cm, 体重78kg, BMI 27.6, 血圧140/78mmHg

循環器科で心血管疾患に対して治療を開始した際に, 初めて2型糖尿病を指摘された患者. HbA1c 7.8%.

この場合の対応は,

① 目標体重をBMI 25に相当する71kgとする. エネルギー係数を25kcal/kg目標体重と定め, 総エネルギー摂取量を1,800kcal/日程度とする. 循環器科と連携して, 減塩, 運動療法について指導する.

② GLP-1受容体作動薬は, 悪心, 嘔吐などの消化器症状, 体重減少に注意して使用する. 週1回の製剤を選択することで, 1日1回または2回の製剤の投与と比べて, 患者の負担を軽減することができる. 注射手技などに不安がある場合に, 家族の見守りなどによりアドヒアランスを良好に維持できる.

③ GLP-1受容体作動薬の注射に加えて, 経口薬を併用することで血糖値の改善が期待できる. 老年症候群(サルコペニア, 認知機能低下, ADL低下など)のある場合は, SGLT2阻害薬の投与を慎重に検討する.

8 低血糖およびシックデイ

高齢者における注意点・留意点

● 高齢者は無自覚性低血糖や重症低血糖を起こしやすく，低血糖に対する脆弱性を有する.

● 高齢者の低血糖は転倒・骨折の危険因子である.

● 高齢者の低血糖は糖尿病負担感の増加，うつ，QOL低下の誘因となる.

● シックデイでは水分と食事（炭水化物）の摂取を補う.

● シックデイの場合はスルホニル尿素（SU）薬による低血糖，メトホルミンによる乳酸アシドーシス，SGLT2阻害薬による脱水に注意する.

A 高齢者の低血糖

● 重症低血糖は認知症，心血管疾患発症，死亡の危険因子となる.

● 高齢者では1回の重症低血糖でも認知症の危険因子になり，重症低血糖の回数が増えるほど認知症のリスクが高くなる.

● 高齢者は無自覚性低血糖や重症低血糖を起こしやすく（表27），かつ低血糖から回復しにくい.

1 症状の特徴

● 自律神経症状である発汗，動悸，手のふるえなどの症状が現れないことが多く，そのために低血糖が見逃されやすい.

● 頭がくらくらする，体がふらふらする，動作がぎこちない，めまい，脱力感，ろれつ不良，目がかすむなどの中枢神経症状を中心とした非典型的な低血糖症状を示すことが多い.

[表27] 高齢者の低血糖リスクを高める要因

認知機能障害	● 自己管理（セルフケア）のアドヒアランスが低下し，重症低血糖のリスクが高まる ● 認知症が重度なほど，重症低血糖のリスクが高まる
腎機能障害	● 腎排泄性薬剤のクリアランスが低下し，低血糖が遷延しやすい
うつ病	● 重症低血糖のリスクが高いので，低血糖に関する教育を十分に行う
ポリファーマシー	● 服薬アドヒアランスの低下を招き，重症低血糖や転倒の危険因子となる ● SU薬にクラリスロマイシンやニューキノロン系抗菌薬などのCYPを抑制する薬剤を併用すると，SU薬の効果が増強し，低血糖を起こすことがある ● シベンゾリンなどの抗不整脈薬などが低血糖を起こすことがある

● 注意力の低下，記憶障害，情報処理速度の低下などの認知機能障害をきたすことがある．

● せん妄，錯乱，意欲低下などの精神症状，片麻痺などの神経症状が低血糖の症状のこともある．

● 高齢者では低血糖ののち血糖値が正常に回復しても，認知機能障害が遷延することがある．

● 高齢者の低血糖による異常行動は，認知症と間違われやすい．

● 加齢とともに救急外来を受診するような重症低血糖の頻度が増加し，80歳以上で最も高くなる．

2 低血糖の誘因

● 薬物の種類や量の誤り，食事摂取時間の遅れ，食事量または炭水化物の摂取が少ない場合や，いつもより強く長い身体活動の最中または後，飲酒，入浴などが誘因となる．

3 低血糖時の対応

● 患者または介護者に血糖自己測定（SMBG）を指導し，いつもと変わった症状がある場合に実施させる．

● 経口摂取が可能な場合は，ブドウ糖（10 g）またはブドウ糖を含む飲料（150〜200 mL）を摂取させる．

　1. 低血糖症状がある場合には，SMBGが困難であれば，試みにブドウ糖または糖分を含む飲料をとることを勧める．

　2. 蔗糖の場合は少なくともブドウ糖の倍量（砂糖で20 g）を飲ませるが，ブドウ糖以外の糖類では効果発現は遅延する．

　3. α－グルコシダーゼ阻害薬服用中の患者では必ずブドウ糖を摂取させる．

● 約15分後，低血糖がなお持続するようならば再度同一量を飲ませる．

● 意識が回復すれば炭水化物を経口摂取させる．

● 経口摂取が不可能な場合は，速やかに医療機関に搬送する．

● 無自覚性低血糖症例にはグルカゴン点鼻薬の使用を検討する．

4 再発予防

A 治療法・薬剤選択の見直し

● 認知症がある患者や重症低血糖の危険因子が多い患者では，低血糖のリスクが少ない治療を行う．

● 認知機能やADLを考慮した柔軟な血糖コントロール目標を設定する．

● SU薬を使用している場合，腎機能に応じて服用量を調節し，中等度以上の腎

機能障害がある場合には減量または中止する.

● 低血糖を起こしにくい薬剤（DPP–4阻害薬など）を選択する.

● インスリン製剤の場合でも比較的低血糖を起こしにくい製剤に変更する.

B 療養指導（患者指導）

● 高齢者では低血糖症状が非典型的な症状で起こりやすいことを患者および介護者に伝える.

● 欠食を避け，食事ごとに摂取する炭水化物の量をできるだけ一定にするようにする.

● 患者または介護者によるSMBGの実施を勧める.

● シックデイなど食事摂取低下時に，SU薬を中止することやインスリン単位数を減量することについて十分に話し合っておく.

● 自動車の運転は高次の手段的ADLであり，良好な視力，聴力，身体機能，認知機能（とくに注意力と視空間認知機能）を必要とする.

● 高齢者糖尿病では注意力，視空間認知機能，手段的ADLが低下しやすく，さらに無自覚性低血糖により認知機能が悪化し得るので，自動車の運転には低血糖の対策を講じる.

● 自動車を運転する患者には，必ずブドウ糖を多く含む食品を車内に常備してもらう．運転時に低血糖の気配を感じたら，ハザードランプを点滅させ，直ちに車を路肩に寄せて停止し（先延ばしをしてはならない），携帯しているブドウ糖を含む食品を速やかに摂取するよう情報を共有する．低血糖を起こしやすい人は，運転前にSMBGを行うことを原則とすること，空腹時の運転を避けること，または何か食べてから運転するように習慣づけることが大切である．改正道路交通法では，無自覚性低血糖を含む低血糖によって車の運転に支障をきたす可能性がある患者が，運転免許証の取得や更新時に虚偽申告をした場合の罰則規定が設けられている.

⑧ 低血糖およびシックデイ

B シックデイ

1 シックデイとは

● 糖尿病患者が，感染症などによる発熱，下痢，嘔吐や食欲不振のために食事がとれない状態をシックデイと呼ぶ.

● 高齢者はシックデイに陥る頻度が高い.

● 高齢者はシックデイの際に脱水になりやすい.

2 シックデイの際の対応

● 脱水を防ぐために飲水を促す.

● 絶食を避ける. 食べ慣れていて口当たりや消化のよいもの（ジュース，スープ，おかゆなど）をとるようにする. 100 ～ 150 g 以上の糖質摂取がケトーシス回避のために望ましい.

● インスリン治療中の患者は，食事がとれなくても自己判断でインスリン注射を完全に中断してはならない. 基礎インスリンの必要量は増えることもある. 3 ～ 4 時間ごとに SMBG を行う.

● メトホルミンや SGLT2 阻害薬は中止する. SU 薬は食事摂取状況によって減量または中止する.

● 発熱時，消化器症状が強いときは必ず医療機関を受診するようにあらかじめ伝えておく.

● SU 薬を中止した場合は早期の受診を促す.

● 来院時には尿中ケトン体を必ず測定する.

3 シックデイでの療養指導

● シックデイの際の飲水摂取の方法，薬物の調整方法，緊急時の受診について，あらかじめ患者本人と介護者に十分説明する.

● とくに食欲が低下した際のインスリン単位数の調整や SU 薬の減量・中止，脱水が懸念される場合のメトホルミンや SGLT2 阻害薬の中止について，患者および介護者と話し合っておく.

■ 指導の例①

症例8　**カテゴリーⅡ：手段的ADL低下例**

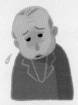

78歳，男性，身長174cm，体重70kg，BMI 23.1

グリメピリド1mgとメトホルミン500mgを内服中の2型糖尿病患者．基本的ADLは自立しているが，妻が服薬を管理している．下痢しやすく，熱が出るとすぐに食欲が落ちてしまう．

本人と家族に，普段から以下のことを伝えておく．
① 食べられないときでも水分はしっかりとって脱水を防ぐ．ジュース，スープ，おかゆなど，糖質と水分を確保する．
② 食事や水分が十分とれないときはメトホルミンを中止する．
③ グリメピリドは，エネルギー摂取量が2分の1程度のときは半量に，3分の1より少なければ中止する．
④ 食べられない状態が続くときは早めに医師に相談する．グリメピリドを連日中止している場合は受診する．

■ 指導の例②

症例9　**カテゴリーⅢ：中等度の認知症例**

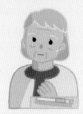

82歳，女性，身長158cm，体重64kg，BMI 25.6

シタグリプチン50mg内服とインスリングラルギン10単位を併用している2型糖尿病患者．認知症があり，同居の娘が毎朝インスリン注射を介助している．血糖値は安定しており，SMBGはときどき確認する程度．

同居する家族（および本人）に，普段から以下のことを伝えておく．
① 食べられないときでも水分はしっかりとって脱水を防ぐ．ジュース，スープ，おかゆなど，糖質と水分を確保する．
② 食べられないときはSMBGを朝に限らずこまめに行う．血糖値はむしろ高くなることもある．いつもより低い値が続いたり，受け答えなど普段と様子が違うときは，受診すべきかどうか相談する．
③ インスリングラルギンを自己判断で中止してはいけない．食べられない状態が続くときは早めに医師に相談する．

⑧ 低血糖およびシックデイ

9 高血圧，脂質異常症，メタボリックシンドローム，サルコペニア肥満

高齢者における注意点・留意点

● 高齢者においても高血圧の管理は糖尿病性細小血管症と動脈硬化性疾患の発症・進展抑制に有効である．

● 高齢者においても脂質異常症の管理は動脈硬化性疾患の発症・進展抑制に有効である．

● 高齢者ではサルコペニア肥満の頻度が高く，骨格筋量や骨量を減らすことなく内臓脂肪を減少させる工夫が必要となる．

A 高齢者糖尿病に合併した高血圧

● 高齢者糖尿病の高血圧は糖尿病性細小血管症と動脈硬化性疾患の危険因子となる．

● 初期の管理目標値は75歳未満の成人では130/80 mmHg 未満，75歳以上（後期高齢者）では140/90 mmHg 未満である（表28）．

● 後期高齢者であっても糖尿病などの併存疾患などの状況でより厳格な降圧が望まれる場合，忍容性があれば，起立性低血圧・転倒や臓器血流低下を避けながら緩徐に130/80 mmHg 未満を目指す．併存疾患とは，具体的に両側頸動脈狭窄や脳主幹動脈閉塞のない脳血管障害患者や冠動脈疾患の合併がある患者，タンパク尿を伴う慢性腎臓病（chronic kidney disease：CKD）患者，抗血栓薬内服中の患者を指す（表28）．

● 高齢者の病態は多様であり，患者ごと，病態ごと，臓器ごとに過降圧のレベルが異なり得ることに注意を要する．CKD患者では収縮期血圧110 mmHg 未満に注意を要する．有意な冠動脈狭窄を有する患者では，拡張期血圧70 mmHg 未満に注意し，必要に応じて循環器専門医に紹介する．

● 減塩指導（食塩摂取量6g/日未満）は高血圧を改善し，70歳までは心血管疾患と糖尿病網膜症の発症を減少させる．

● 食事摂取量やQOLの維持に配慮した減塩の実践が推奨される．

● 腎症を伴う高齢糖尿病患者におけるカルシウム拮抗薬，あるいはアンジオテンシン変換酵素（ACE）阻害薬，アンジオテンシンⅡ受容体拮抗薬（ARB）の腎合併症進展抑制効果が示されている．

● カルシウム拮抗薬による心血管イベント抑制効果も示されている．

[表28]　降圧目標

	診察室血圧 （mmHg）	家庭血圧 （mmHg）
75歳未満の成人[*1] 脳血管障害患者 　（両側頸動脈狭窄や脳主幹動脈閉塞なし） 冠動脈疾患患者 CKD患者（タンパク尿陽性）[*2] 糖尿病患者 抗血栓薬服用中	＜130/80	＜125/75
75歳以上の高齢者[*3] 脳血管障害患者 　（両側頸動脈狭窄や脳主幹動脈閉塞あり， 　または未評価） CKD患者（タンパク尿陰性）[*2]	＜140/90	＜135/85

＊1　未治療で診察室血圧130〜139/80〜89mmHgの場合は，低・中等リスク患者では生活習慣の修正を開始または強化し，高リスク患者ではおおむね1ヵ月以上の生活習慣修正にて降圧しなければ，降圧薬治療の開始を含めて，最終的に130/80mmHg未満を目指す．すでに降圧薬治療中で130〜139/80〜89mmHgの場合は，低・中等リスク患者では生活習慣の修正を強化し，高リスク患者では降圧薬治療の強化を含めて，最終的に130/80mmHg未満を目指す．

＊2　随時尿で0.15g/gCr以上をタンパク尿陽性とする．

＊3　併存疾患などによって一般に降圧目標が130/80mmHg未満とされる場合，75歳以上でも忍容性があれば個別に判断して130/80mmHg未満を目指す．

降圧目標を達成する過程ならびに達成後も過降圧の危険性に注意する．

過降圧は，到達血圧のレベルだけでなく，降圧幅や降圧速度，個人の病態によっても異なるので個別に判断する．

日本高血圧学会高血圧治療ガイドライン作成委員会編：高血圧治療ガイドライン2019，53頁：表3-3，より改変

B　高齢者糖尿病に合併した脂質異常症

● 高齢者糖尿病の脂質異常症は動脈硬化性疾患の危険因子となる．

● 65〜74歳ではスタチンによる心血管イベント抑制効果のエビデンスが示されている．一方で，75歳以上ではランダム化比較試験（RCT）はないが，観察研究の結果から，スタチンを用いたLDLコレステロール降下療法が心血管イベント抑制をもたらすと考えられている．

● 日本動脈硬化学会の「動脈硬化性疾患予防ガイドライン2017年版」（JAS2017）では，糖尿病患者の脂質管理目標値をLDLコレステロール＜120mg/dLに設定している（表29）．二次予防ではLDLコレステロール＜100mg/dLを目標とする．とくに冠動脈疾患発症リスクの高い糖尿病患者（表29）では，厳格なLDLコレステロール値管理を考慮する．

● 65〜74歳の前期高齢者では，一次・二次予防ともJAS2017による治療目標を適用する．

9

高血圧，脂質異常症，メタボリックシンドローム，サルコペニア肥満

[表29] 糖尿病患者の脂質管理目標値

冠動脈疾患	脂質管理目標値(mg/dL)			
	LDL-C	Non-HDL-C	TG	HDL-C
なし	＜120	＜150	＜150	≧40
あり	＜100 (＜70*)	＜130 (＜100*)		

LDL-C：LDLコレステロール　　　　　　　Non-HDL-C：Non-HDLコレステロール
TG：中性脂肪(早朝空腹時の採血による)　　HDL-C：HDLコレステロール

LDL-C値はFriedewald式(TC － HDL-C － TG/5)または直接法で求める(TC：総コレステロール).
TG値が400mg/dL以上や食後採血の場合はNon-HDL-C(TC － HDL-C)かLDL-C直接法を使用する.

＊ 家族性高コレステロール血症, 急性冠症候群の時に考慮する. 糖尿病でも他の高リスク病態 (非心原性脳梗塞, 末梢動脈疾患 (PAD), 慢性腎臓病 (CKD), メタボリックシンドローム, 主要危険因子の重複, 喫煙) を合併する時はこれに準ずる.
・ 一次予防における管理目標達成の手段は非薬物療法が基本であるが, 低リスクにおいてもLDL-Cが180mg/dL以上の場合は薬物治療を考慮するとともに, 家族性高コレステロール血症の可能性を念頭においておくこと.
・ まずLDL-Cの管理目標値を達成し, その後Non-HDL-Cの達成を目指す.
・ これらの値はあくまでも到達努力目標値であり, 一次予防 (低・中リスク) においてはLDL-C低下率20〜30%, 二次予防においてはLDL-C低下率50%以上も目標値となり得る.
・ 高齢者 (75歳以上) については「動脈硬化性疾患予防ガイドライン2017年版」の第7章を参照.

日本動脈硬化学会編：動脈硬化性疾患予防ガイドライン2017年版, 14頁：表1-1, 16頁：表1-2, 17頁：表1-3, 2017より改変

● 75歳以上の二次予防については, 管理目標値についてのエビデンスが不十分であるものの, スタチン投与は有用と考えられる. 一方, 75歳以上の一次予防や, 年齢によらず併存症多数, ADL低下などいわゆるフレイルな高齢者については, 総合的な利益を考慮しながら主治医の判断により個々の患者に対応する.

● 高中性脂肪血症・低HDLコレステロール血症については, それぞれ管理目標値は中性脂肪＜150mg/dL, HDLコレステロール≧40mg/dLに設定されている. とくに高中性脂肪血症を伴う症例では, LDLコレステロールに加えてレムナントなどすべての動脈硬化惹起性リポタンパクに含まれるコレステロールを表すNon-HDLコレステロール (＝総コレステロール－HDLコレステロール) が, LDLコレステロールに次ぐ指標として提案されている (管理目標値はLDLコレステロール目標値＋30mg/dL).

C　メタボリックシンドロームと肥満症

1　メタボリックシンドロームの概念

● メタボリックシンドロームは，内臓脂肪蓄積，インスリン抵抗性・高血糖，脂質代謝異常，血圧上昇といった動脈硬化性疾患と2型糖尿病発症の危険因子が個人に集積した病態である（図10）．

2　高齢者におけるメタボリックシンドロームの臨床的意義

● 高齢者では，加齢に伴う内臓脂肪の増加，筋肉量の低下といった身体組成の変化から，インスリン抵抗性が増大し，メタボリックシンドロームの頻度が増加する．
● メタボリックシンドロームは心血管疾患や糖尿病のリスクとなることに加え，ADL低下や認知症など生活機能障害とも関連することに留意すべきである．
● メタボリックシンドロームは前期高齢者において心血管疾患の危険因子として重要だが，後期高齢者における意義は十分に確立していない．

3　高齢者におけるメタボリックシンドロームの治療

● 一般に，メタボリックシンドロームの治療目的は心血管疾患と2型糖尿病の予防

[図10]　日本におけるメタボリックシンドロームの診断基準

必須条件	内臓脂肪型肥満	ウエスト周囲長 [注1)]　男性85cm以上		男女とも内臓脂肪面積100cm² 以上に相当
		ウエスト周囲長 [注1)]　女性90cm以上		
3項目のうち2項目以上	脂　質	高中性脂肪血症（150mg/dL以上）	かつまたは	低HDLコレステロール血症（40mg/dL未満）
	血　圧	収縮期血圧130mmHg以上	かつまたは	拡張期血圧85mmHg以上
	血　糖 [注2)]	空腹時血糖値　110mg/dL以上 [注3)]		

メタボリックシンドローム診断基準検討委員会：メタボリックシンドロームの定義と診断基準．
日本内科学会雑誌94(4)：794-809，2005より改変

注1)　ウエスト周囲長とは臍の高さで立位，軽呼気時に測定した腹囲．
注2)　メタボリックシンドロームと診断された場合，糖負荷試験が勧められるが，診断に必須ではない．
注3)　国際糖尿病連合（IDF）は，空腹時血糖値の基準を100mg/dL以上としている．

9

高血圧，脂質異常症，メタボリックシンドローム，サルコペニア肥満

だが，高齢者では心身機能の個人差が大きいため，ADLの程度により個別の治療目標設定が必要である．

● 高齢者においても，メタボリックシンドロームの治療の中心は，食事療法や運動療法，禁煙といった生活習慣の改善である．

● 適正な総エネルギー摂取量とバランスを図る食事療法は，高血糖，脂質異常症あるいは肥満の是正に有用である．

● 前期高齢者では，食事や運動による3％以上の減量が内臓脂肪の減少をもたらし，血圧，血糖，脂質などメタボリックシンドロームの危険因子を改善させる．

● 後期高齢者またはフレイルがある患者の場合は，骨格筋量を減らさないことに留意し，十分なエネルギー摂取とタンパク質摂取により，低栄養を予防することが重要である．

● 高齢者における定期的な身体活動，歩行などの運動療法は，代謝異常の是正だけでなく，生命予後，ADLの維持，認知機能低下の抑制にも有用である．

● 高齢者におけるメタボリックシンドロームの各種危険因子に対して薬剤介入が考慮される場合は，高齢期におけるエビデンスを確認し，薬物動態の変化から有害作用が出現しやすいことに対する配慮が必要である．また，ポリファーマシーへの対処，服薬管理の工夫などを行う．

4 肥満症

● 「肥満」は脂肪組織に中性脂肪が過剰に蓄積した状態を指し，わが国ではBMI 25以上の場合に判定する．BMIの増加は，糖尿病や脂質異常症，冠動脈疾患などの健康障害や死亡のリスクを増やすことが知られるが，BMI 25以上の人がすべて健康障害を有するわけではない．

● 日本肥満学会では，BMI 25以上の肥満の中で，「肥満に起因ないし関連する健康障害を有するか，あるいは，健康障害の合併が予測される場合で，減量を要するもの」または「内臓脂肪の過剰蓄積を伴うもの」を「肥満症」と診断し，医学的に減量を必要とする疾患単位ととらえている．

● 肥満症の診断基準に必須な健康障害としては，耐糖能障害（2型糖尿病・耐糖能異常（IGT）など），脂質異常症，高血圧，高尿酸血症・痛風，冠動脈疾患，脳梗塞，非アルコール性脂肪性肝疾患，月経異常・不妊，睡眠時無呼吸症候群・肥満低換気症候群，運動器疾患，肥満関連腎臓病という11種類の疾患が挙げられている．

● 高齢者糖尿病の場合も，減量により健康障害の改善が期待される肥満症は食事・運動療法による治療介入（減量）の対象となる．

● 一方，肥満が生命予後にもたらす影響は加齢とともに減少傾向となることも報告されており，とくに後期高齢者やフレイルがある患者の場合は，肥満による死亡

のリスク上昇はみられず，むしろやせ気味の方が死亡のリスクが高くなる．
● 肥満症の高齢者に食事療法と運動療法を併用し，中等度の減量を行うと，食事療法単独または運動療法単独と比べて，身体機能とQOLが改善する．
● 有酸素運動とレジスタンス運動の併用の方が単独の運動よりも歩行速度などの身体能力の改善効果が認められる．
● 高齢者の肥満症では食事療法のみで減量すると骨格筋量や骨密度が減少する可能性がある．

D サルコペニア肥満

● サルコペニアは，加齢に伴う筋量と筋力の低下によって，身体活動能力が減弱した状態と定義される．高齢の糖尿病患者はサルコペニアを発症しやすく，転倒や骨折のリスクが高いことが知られている．サルコペニアの合併により，高齢糖尿病患者のQOLは大きく損なわれ，フレイル状態になることも多い．
● また高齢者では筋肉量の減少に伴い，見かけ上BMIが大きくなくても脂肪蓄積を伴う，いわゆる「サルコペニア肥満」の頻度も増える．そして性別を問わず，加齢とともに内臓脂肪量は増加する．
● サルコペニア肥満は，単なる肥満と比べて手段的ADL低下，転倒，死亡をきたしやすい．
● 以上より，高齢者におけるサルコペニア肥満の治療介入にあたっては，過度のエネルギー摂取量の制限は避け，またレジスタンス運動を行うことにより，骨格筋量や骨量を減らすことなく内臓脂肪を減少させる工夫が必要となる．

9

高血圧・脂質異常症・メタボリックシンドローム・サルコペニア肥満

10 高齢者糖尿病における合併症とその対策

高齢者における注意点・留意点

● 高齢者糖尿病では高浸透圧高血糖状態を起こしやすい.

● 高齢者糖尿病でも糖尿病網膜症, 糖尿病性腎症, 糖尿病性神経障害, 糖尿病性足病変, 動脈硬化性疾患などの合併症の評価が必要である.

● HbA1c値と動脈硬化性疾患発症または死亡との間にはJカーブ現象がみられ, HbA1c高値だけでなく, HbA1c低値にも注意する必要がある.

A 急性合併症

● 高度のインスリン作用不足は, 急性代謝失調を起こす. 急性代謝失調には糖尿病性ケトアシドーシスと, ケトン体産生量が比較的少ない高浸透圧高血糖状態がある. いずれも種々の程度の意識障害をきたし, 重度の場合は昏睡に陥る.

● 高齢者糖尿病では高浸透圧高血糖状態を起こしやすい. 脱水にならないように水分補給を行うよう患者や介護者を教育し, 感染症, 心血管疾患併発時, および経管栄養, 高カロリー輸液の際などには血糖をチェックする.

1 高浸透圧高血糖状態

● 著しい高血糖 ($\geqq 600\,mg/dL$) と高度な脱水に基づく高浸透圧血症により, 循環不全をきたした状態であるが, 著しいアシドーシスは認めない (pH 7.3〜7.4).

● 高齢者2型糖尿病では, 感染症, 脳血管障害, 手術, 高カロリー輸液, 利尿薬やステロイド治療により高血糖をきたした場合に発症しやすく, 発症まで数日の期間がある.

● 高浸透圧高血糖状態は一見, 脳血管障害を思わせる局所神経徴候 (片麻痺, 錐体路徴候, 失語, 共同偏視, Jackson型けいれん) を呈することがあり, 発症初期に適切な治療ができるか否かが予後を決める.

● 治療の基本は脱水の補正と電解質の補正, および速効型インスリンの少量持続静脈内投与である. 血管を確保して直ちに専門医のいる病院に搬送する必要がある.

2 糖尿病性ケトアシドーシス

● 極度のインスリン欠乏と, コルチゾールやアドレナリンなどインスリン拮抗ホルモンの増加により, 高血糖 ($\geqq 250\,mg/dL$), 高ケトン血症 (β-ヒドロキシ酪酸の増加), アシドーシス (pH 7.3未満) をきたした状態が糖尿病性ケトアシドーシスである. SGLT2阻害薬の投与によって, 高血糖を伴わない糖尿病性ケトアシドー

シスが生じることもある．直ちに初期治療を開始し，同時に専門医のいる医療機
関への搬送を図る．

● 糖尿病性ケトアシドーシスと高浸透圧高血糖状態の診断の要点を表30に示す．
発症初期に適切な治療ができるか否かが予後を決める．

B 慢性合併症

● 全身のあらゆる臓器に起こり得るが，主に，細小血管症である網膜症，腎症お
よび神経障害と，動脈硬化性疾患である冠動脈疾患，脳血管障害および末梢動
脈疾患に分類され，さらに糖尿病性足病変などもある．いずれも，患者の機能
予後や生命予後の決定因子となることから，これらへの対策が糖尿病臨床の重
要な課題となっている．その予防策は，糖尿病の早期発見と適切かつ継続的な
危険因子の管理に尽きる．

1 高齢者糖尿病における糖尿病網膜症の診療上の注意点 ⋯⋯⋯⋯⋯⋯•

● 病期は，①網膜症なし，②単純網膜症，③増殖前網膜症，④増殖網膜症の4
期に分類する．

● 高齢者糖尿病でも，高血糖と収縮期血圧高値は網膜症発症や増悪の危険因子
である．また，LDLコレステロール高値は糖尿病黄斑症進行の危険因子である．

● 糖尿病網膜症の評価は眼科に依頼し，定期的に眼底の評価を行う．それにより
増殖前網膜症，増殖網膜症などへのレーザー光凝固術，硝子体手術などの眼
科治療の機会を逸しないようにする．

● ①②では血糖コントロール，高血圧の治療など内科的治療を行う．それによっ
て③④への移行を阻止，または遅らせることができる．黄斑部の浮腫は視力低
下が著しく，②の時期にも起こり得る．したがって脂質管理も重要である．

2 高齢者糖尿病における糖尿病性腎症の診療上の注意点 ⋯⋯⋯⋯⋯⋯•

● 高齢者糖尿病でも，高血糖，高血圧が糖尿病性腎症の発症・進展の危険因子
であるので，定期的に糖尿病性腎症の評価を行う．

● 腎症進展の指標と病期分類：臨床的には，糸球体濾過量（GFR，推算糸球体濾
過量：eGFRで代用する）と尿中アルブミン排泄量あるいは尿タンパク排泄量に
よって評価する（表31）．

● すべての症例が，第1期→第2期→第3期→第4期と進行するとは限らず，顕
性アルブミン尿を伴わないままGFRが低下する非典型例も存在する．典型的
な糖尿病性腎症に加え，顕性アルブミン尿を伴わないままGFRが低下する非

［表30］ 糖尿病性ケトアシドーシスと高浸透圧高血糖状態の鑑別

	糖尿病性ケトアシドーシス*	高浸透圧高血糖状態
糖尿病の病態	インスリン依存状態	インスリン非依存状態. 発症以前には糖尿病と診断されていないこともある
発症前の既往, 誘因	インスリン注射の中止または減量, インスリン抵抗性の増大, 感染, 心身ストレス, 清涼飲料水の多飲 SGLT2阻害薬の投与	感染症, 脱水, 手術, 脳血管障害, 薬剤（副腎皮質ステロイド, 利尿薬, 高カロリー輸液, SGLT2阻害薬）, 内分泌疾患（クッシング症候群, バセドウ病）, 心疾患
発症年齢	若年者（30歳以下）が多い	高齢者が多い
前駆症状	激しい口渇, 多飲, 多尿, 体重減少, はなはだしい全身倦怠感, 消化器症状（悪心, 嘔吐, 腹痛）	明確かつ特異的なものに乏しい. 倦怠感, 頭痛, 消化器症状
身体所見	脱水（＋＋＋）, 発汗（－）, アセトン臭（＋）, Kussmaul大呼吸, 血圧低下, 循環虚脱, 脈拍頻かつ浅, 神経学的所見に乏しい	脱水（＋＋＋）, アセトン臭（－）, 血圧低下, 循環虚脱, 神経学的所見に富む（けいれん, 振戦）
検査所見 血糖	250〜1,000mg/dL**	600〜1,500mg/dL
ケトン体	尿中（＋）〜（＋＋＋）, 血清総ケトン体3mM以上	尿中（－）〜（＋）, 血清総ケトン体0.5〜2mM
HCO_3^-	≦18mEq/L	＞18mEq/L
pH	7.3以下	7.3〜7.4
有効浸透圧	正常〜300mOsm/kg	320mOsm/kg以上
Na	正常〜軽度低下	＞150mEq/L
K	軽度上昇, 治療後低下	軽度上昇, 治療後低下
Cl	95mEq/L未満のことが多い	正常範囲が多い
FFA	高値	時に低値
BUN/Cr	増加	著明増加
乳酸	約20%の症例で＞5mM	しばしば＞5mM, 血液pH低下に注意
鑑別を要する疾患	脳血管障害, 低血糖, 他の代謝性アシドーシス, 急性胃腸障害, 肝膵疾患, 急性呼吸障害	脳血管障害, 低血糖, けいれんを伴う疾患
注意すべき合併症（治療経過中に起こり得るもの）	脳浮腫, 腎不全, 急性胃拡張, 低カリウム血症, 急性感染症	脳浮腫, 脳梗塞, 心筋梗塞, 心不全, 急性胃拡張, 横紋筋融解症, 腎不全, 動静脈血栓, 低血圧

＊ 症状発現後1週間前後でケトーシスあるいはケトアシドーシスに陥る劇症1型糖尿病があるので注意を要する.

＊＊ SGLT2阻害薬投与によって正常血糖でもケトアシドーシスを発症することもある.

日本糖尿病学会編・著：糖尿病治療ガイド2020-2021, 80頁：表17, 2020より

[表31]　糖尿病性腎症病期分類[注1)]

病　期	尿アルブミン値(mg/gCr)あるいは尿タンパク値(g/gCr)	GFR(eGFR)(mL/分/1.73m²)
第1期(腎症前期)	正常アルブミン尿(30未満)	30以上[注2)]
第2期(早期腎症期)	微量アルブミン尿(30〜299)[注3)]	30以上
第3期(顕性腎症期)	顕性アルブミン尿(300以上)あるいは持続性タンパク尿(0.5以上)	30以上[注4)]
第4期(腎不全期)	問わない[注5)]	30未満
第5期(透析療法期)	透析療法中	

注1)　糖尿病性腎症は必ずしも第1期から順次第5期まで進行するものではない．本分類は，厚労省研究班の成績に基づき予後(腎，心血管，総死亡)を勘案した分類である(Clin Exp Nephrol 18：613–620，2014)．

注2)　GFR 60mL/分/1.73m²未満の症例はCKDに該当し，糖尿病性腎症以外の原因が存在し得るため，他の腎臓病との鑑別診断が必要である．

注3)　微量アルブミン尿を認めた症例では，糖尿病性腎症早期診断基準に従って鑑別診断を行った上で，早期腎症と診断する．

注4)　顕性アルブミン尿の症例では，GFR 60mL/分/1.73m²未満からGFRの低下に伴い腎イベント(eGFRの半減，透析導入)が増加するため，注意が必要である．

注5)　GFR 30mL/分/1.73m²未満の症例は，尿アルブミン値あるいは尿タンパク値にかかわらず，腎不全期に分類される．しかし，とくに正常アルブミン尿・微量アルブミン尿の場合は，糖尿病性腎症以外の腎臓病との鑑別診断が必要である．

【重要な注意事項】　本表は糖尿病性腎症の病期分類であり，薬剤使用の目安を示した表ではない．糖尿病治療薬を含む薬剤，とくに腎排泄性薬剤の使用にあたっては，GFR等を勘案し，各薬剤の添付文書に従った使用が必要である．

糖尿病性腎症合同委員会：糖尿病性腎症病期分類2014の策定(糖尿病性腎症病期分類改訂)について．糖尿病57：529-534，2014より改変

典型的な糖尿病関連腎疾患を含めた概念が糖尿病性腎臓病(diabetic kidney disease：DKD)である．

● eGFRは血清クレアチニン(Cr(mg/dL))から換算式で推算される[注a)]．筋肉量の少ない高齢者では血清クレアチニンが低値となり，腎機能を実際よりも良好に見積もる危険があるため，血清シスタチンC(Cys-C(mg/L))に基づいたeGFRcys[注b)]を用いることを考慮する．これは薬剤投与適正量決定のためにも有用である．

● 糖尿病性腎症第2期以上は，将来，腎症の進行や心血管疾患の発症をきたしやすいので，アンジオテンシン変換酵素(ACE)阻害薬やアンジオテンシンⅡ受容体拮抗薬(ARB)を主体とした血圧コントロールを行う．この際，高カリウム血症

注a) eGFRcre 推算式

男性：$eGFRcreat(mL/分/1.73m^2) = 194 \times Cr^{-1.094} \times 年齢(歳)^{-0.287}$

女性：$eGFRcreat(mL/分/1.73m^2) = 194 \times Cr^{-1.094} \times 年齢(歳)^{-0.287} \times 0.739$

注b) eGFRcys 推算式

男性：$eGFRcys(mL/分/1.73m^2) = (104 \times Cys\text{-}C^{-1.019} \times 0.996^{年齢(歳)}) - 8$

女性：$eGFRcys(mL/分/1.73m^2) = (104 \times Cys\text{-}C^{-1.019} \times 0.996^{年齢(歳)} \times 0.929) - 8$

注a)，b)ともに日本腎臓病学会編：エビデンスに基づくCKD診療ガイドライン2018，東京医学社，2018より

に注意する．血圧の測定は診察時だけでなく，家庭血圧や24時間血圧（ABPM）によっても行う．

● ただし，75歳以上の後期高齢者でeGFRが45mL/分/1.73m²未満の場合には脱水や虚血に対する脆弱性を考慮し，降圧薬療法の第一選択として，また他の降圧薬の効果不十分な場合の併用薬として，腎血流を低下させるリスクが少ないことから，カルシウム拮抗薬を用いることが望ましい．

● 腎症のすべての病期において，タンパク質の上限をエネルギー摂取量の20％までとする．さらに，顕性腎症期の場合，タンパク質制限0.8〜1.0g/kg目標体重/日を考慮してもよい．タンパク質制限食を実施する際には，エネルギー摂取量（普通の労作30〜35kcal/kg目標体重）の十分な確保が必要であり，より高いエネルギー係数を考慮する．しかしながら，高齢者糖尿病におけるタンパク質の制限は，サルコペニアやフレイルの悪化や低栄養につながることがあるので注意を要する．とくに75歳以上の糖尿病患者ではタンパク質摂取が低下するほど死亡のリスクが上昇することから，腎機能を考慮しタンパク質摂取量を個別に設定する．

● 食塩摂取量は高血圧合併や顕性腎症期の場合は6.0g/日未満の指導をしてもよいが，食塩制限により食事摂取量の低下に注意する必要がある．

3 高齢者糖尿病における糖尿病性神経障害の診療上の注意点

● 糖尿病性神経障害として臨床的に高頻度にみられる多発神経障害は高血糖の持続により発症・進展し，主として両足の感覚・運動神経障害と自律神経障害の症状を呈する．

● 糖尿病性神経障害は両側アキレス腱反射と下肢振動覚低下と自覚症状によって診断する．振動覚は加齢とともに低下するので，70歳以下ではC128音叉で10秒以下を振動覚低下とするが，70歳代では9秒以下，80歳以上では8秒以下を振動覚低下とした方が，加齢変化による偽陽性を防ぐことができるという意見

⑩ 高齢者糖尿病における合併症とその対策

がある.

● 神経障害とうつは糖尿病に合併しやすく，相互に影響を及ぼし，QOL低下のみならず，脳卒中，要介護，死亡のリスクとなるので，両者を見据えた治療が必要である.

● 糖尿病患者における易転倒性も，糖尿病性末梢神経障害による筋力低下やバランス能力低下が原因とされている．神経障害が重症になると，感覚神経のみならず運動神経も障害されることに注意すべきである.

● 糖尿病性自律神経障害の症状には起立性低血圧，神経因性膀胱（無緊張性膀胱），突然の下痢，糖尿病性胃腸症などがあり，注意すべきである.

4 高齢者糖尿病における動脈硬化性疾患の診療上の注意点 ························•

● 高齢者糖尿病では，動脈硬化の合併症である冠動脈疾患，脳梗塞，末梢動脈疾患の頻度が高く，また，無症候性の脳梗塞や冠動脈疾患も多い.

● HbA1c値と動脈硬化性疾患発症または死亡との間にはJカーブ現象がみられ，HbA1c高値だけでなくHbA1c低値にも注意する必要がある.

A 冠動脈疾患

● 高齢者糖尿病でも，高血糖と糖尿病罹病期間が全心血管イベントと心血管死亡のリスクを高める.

● 糖尿病患者の急性心筋梗塞は，はっきりした症状のないことが多い（無症候性：非定型的）．また，発症時に冠動脈の多枝病変を有するなど，すでに病変の進行した例が多く，心不全や不整脈を起こしやすい.

● ケトーシスを含む原因不明の血糖コントロールの悪化，下腿浮腫，肺水腫，従来と異なる不整脈や心電図の変化時には急性心筋梗塞を疑うとよい.

● 冠動脈疾患の一次予防のために，食事・運動療法などの生活習慣改善と適切な薬物治療によって，各危険因子を管理目標値にコントロールする必要がある.

● 重症低血糖は心血管疾患発症，死亡のリスクとなるので，低血糖に注意しながら，適切な血糖コントロールを行う.

B 脳血管障害

● 脳出血よりも脳梗塞が多い．糖尿病は脳梗塞の独立したリスクであり，非糖尿病者の2〜4倍高頻度である．糖尿病は皮質枝のアテローム血栓性脳梗塞の発症に関係しているが，糖尿病患者の半数に高血圧を合併していることから，穿通枝領域のラクナ梗塞も多い．全体として小さな梗塞が多発する傾向があり，一過性脳虚血発作や軽い麻痺を繰り返し，徐々に脳血管性認知症に至ることがある.

● 糖尿病患者の脳血管障害の予防には，早期から血糖コントロールを良好に保ち，

高血圧の治療を十分に行う必要があるが，高齢者糖尿病でのエビデンスは少なく，一般的なエビデンスを原則として適用を個別に判断する必要がある．

C 末梢動脈疾患

● 糖尿病症例に特有ではないが，糖尿病患者の10〜15％と高頻度に合併する．病期診断にはFontaine分類（I度：冷感，しびれ感，Ⅱ度：間欠性跛行，Ⅲ度：安静時疼痛，Ⅳ度：皮膚潰瘍）が汎用される．下肢皮膚温の低下，足背および後脛骨動脈の拍動減弱・消失・左右差などが診断の参考になる．

● 間欠性跛行は虚血ではなく脊柱管狭窄症など脊椎疾患例でも認められることに注意する．足関節収縮期血圧／上腕収縮期血圧（ABI：下腿‐上腕血圧比）が0.9以下は，末梢動脈疾患の存在を示唆する．糖尿病患者の末梢動脈疾患の特徴は，膝下病変が多いことである．

5 高齢者糖尿病における糖尿病性足病変の診療上の注意点

● 糖尿病性足病変には，足趾間や爪の白癬症，足や足趾の変形や胼胝，足潰瘍および足壊疽まで幅広い病態が含まれる．これらを早期に診断するために，外観の観察，足背動脈拍動の確認，血流障害や神経障害の評価など詳細な診察が必要である．

● 重症の足病変（潰瘍・壊疽）の発症には，糖尿病性多発神経障害，微小循環障害，末梢動脈疾患，外傷，感染症などが複雑に関連している．高血糖は創傷治癒を遅延させるため，その発症時には血糖コントロールを行う．

● 糖尿病性足病変を予防するためにフットケアを行う．

11 高齢者に多い併存症とその対策

高齢者における注意点・留意点

● 高齢糖尿病患者において，認知症，サルコペニア・フレイル，ADL低下，骨粗鬆症・骨折，心不全，悪性腫瘍，感染症，multimorbidity，歯周病などの併存症に注意する（図11）.

● 高齢者糖尿病では，肺炎，尿路感染症，敗血症，結核などにかかりやすく，重症化しやすい.そのため，感染症予防のために，肺炎球菌ワクチン，インフルエンザワクチンの接種をすることが望ましい.

［図11］ 併存症（群）と糖尿病，健康寿命の短縮との関係

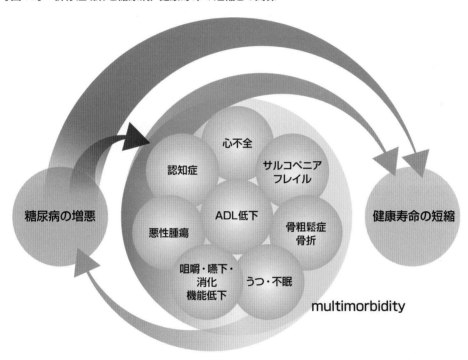

A 認知症（評価法は第3章参照）

● 糖尿病は認知機能障害・認知症発症の危険因子である.また，認知症自体も耐糖能異常を招く因子であり，互いに悪循環を形成する.

● 糖尿病患者では非糖尿病者に比べアルツハイマー型認知症が1.5倍，脳血管性認知症が2.5倍多い.

● 糖尿病における認知症に至らない認知機能障害では，遂行機能（実行機能），情報処理能力，注意力，言語記憶，視覚記憶などの領域が障害されやすい.

● 遂行機能は注意力，反応抑制と転換，情報処理，視空間認知，抽象化，理由づけ，作業記憶，言語流暢性，計画，判断などを含む複雑な高次の認知能力であり，主として前頭葉の機能である．高齢糖尿病患者の遂行機能は，糖尿病がない人と比べて低下する．遂行機能障害はセルフケアの障害につながり，高血糖を招き，高血糖は遂行機能障害をきたすという悪循環を形成し得る．

● 高血糖（食後高血糖を含む）は認知機能障害の危険因子となる可能性がある．

● 高齢者糖尿病における重症低血糖は，認知機能障害・認知症のリスクを高める．また，認知機能障害が重症になるにつれて，重症低血糖のリスクが高まるという悪循環を形成し得る．

● 高齢者糖尿病では，認知機能の評価を行い，認知症の早期発見に努める（28頁：認知機能の評価法　参照）．必要に応じて認知症専門医への紹介を考慮する．

● 認知機能低下につながる低血糖および他の有害事象を防ぐため，個々の患者の身体・精神機能や病態，各薬剤の特徴に十分配慮して，低血糖を避けるような治療を行う．

● ビタミンB群，ビタミンA，野菜の摂取不足は認知機能低下と関連する可能性がある．ビタミンや野菜を含むバランスのよい食事が勧められる．

● 高齢者でも定期的な身体活動，歩行などの運動療法は，代謝異常の是正だけでなく，認知機能低下の抑制にも有用である．

● 認知機能障害が疑われる場合，糖尿病療養に関して家族のサポートが必要である．独居などで家族のサポートが十分に得られない場合は，キーパーソンを選定のうえ，介護保険などの社会サービス（たとえば訪問看護）を利用し，服薬やインスリン注射が適切に行えるようにすることが重要である．

B サルコペニア，フレイル，ADL低下 （サルコペニア，フレイルの評価法は第3章参照）

● サルコペニアは「高齢期にみられる骨格筋量の減少と筋力もしくは身体機能（歩行速度など）の低下」により定義される．高齢者糖尿病はサルコペニアを発症しやすい．

● フレイルは「加齢に伴う予備能力低下のため，ストレスに対する回復力が低下し，要介護状態や死亡などに陥りやすい状態」と定義され，いわゆる要介護に至る前段階として位置付けられている．フレイルは多面的な問題を含有しており，身体的側面を主体に精神・心理的側面，社会的側面における脆弱性を含む．

● 高齢者糖尿病の高血糖は，ADL低下，身体機能低下，サルコペニア，フレイルの危険因子である．

● サルコペニア，フレイルは転倒や死亡の増加をもたらし，高齢者のQOLを損な

うためその予防が重要である.

- 転倒・骨折は,身体機能の低下をもたらし,サルコペニアのリスクを高める.また,高齢者糖尿病の低血糖は転倒・骨折,フレイルのリスクを高める.
- 血糖コントロールを改善することで,ADL低下,サルコペニアを予防できるという明確なエビデンスはない.
- 高齢者糖尿病は低栄養になりやすい.サルコペニアやフレイルのリスクがある患者では,栄養バランスに配慮した比較的多めのエネルギー摂取が望ましい(43頁:食事療法の考え方,栄養状態の評価と患者指導 参照).
- 高齢者糖尿病ではタンパク質の摂取不足によるサルコペニアの発症に注意する.高齢者糖尿病の筋肉量や筋力を維持するために必要なタンパク質摂取量に関するエビデンスは少ない.いくつかの縦断調査では,低栄養または低栄養のリスクのある高齢者のタンパク質摂取量は1.2〜1.5 g/kg体重/日またはタンパク質エネルギー比で15〜20％が望ましいことが示されている(46頁:サルコペニア・フレイル対策の食事(タンパク質摂取量) 参照).
- 高齢者糖尿病における運動は血糖を改善し,除脂肪量と筋力を増やし,脂肪量を減らす.
- 食事療法,運動療法の併用はサルコペニアの改善に有効であるとされているが,糖尿病患者を対象としたエビデンスはまだない.

C 骨粗鬆症・骨折

- 2型糖尿病では,主に骨質の低下による骨脆弱性により骨折リスクが増加するが,骨密度はむしろ上昇している.
- 高齢者糖尿病は骨折を起こしやすい.とくに大腿骨頸部骨折および椎体骨折の危険度が上昇する.
- 骨折リスクの評価には,腰椎X線による脆弱性骨折(大腿骨近位部骨折,椎体骨折,その他)の有無,DXA(Dual-energy X-ray Absorption)法による骨密度の測定,WHO骨折リスク評価ツール(FRAX®)[注]がある.FRAX®は,年齢,性別,体重,身長,骨折歴,両親の大腿骨近位部骨折歴,現在の喫煙,糖質コルチコイド使用,関節リウマチ,続発性骨粗鬆症,飲酒(1日3単位以上),骨密度(BMD)の項目を用いて計算され,糖尿病患者でも骨折リスクを推定できる.

注)https://www.sheffield.ac.uk/FRAX/tool.aspx?lang=jp

- 持続的な血糖コントロールの悪化とともに,低血糖は骨折のリスクを高める.し

⓫ 高齢者に多い併存症とその対策

たがって，身体機能低下の予防のためにも，重症低血糖を避けるような治療を行う.

● チアゾリジン薬は，とくに高齢女性の骨折リスクを上昇させるが，他の糖尿病治療薬と骨折リスクの関係については一定の見解が得られていない.

● ビタミンD，ビタミンK，カルシウムは骨形成に関与する栄養成分である．糖尿病患者におけるカルシウムの摂取不足は，大腿骨または腰椎の骨密度低下と関連する．しかし，高齢糖尿病患者を対象としてビタミンD，ビタミンK，カルシウムを投与し，骨密度が改善したというエビデンスは乏しい.

D 心不全

● 2型糖尿病と心不全は併発することが多く，互いに危険因子である.

● 高齢者糖尿病では，心不全症状が非定型的である場合が多いため，わずかな症状の変化を見落とさないよう注意する.

● 2型糖尿病合併心不全の予後は不良である．このことは左室駆出率が低下した心不全（HFrEF）と左室駆出率が保たれた心不全（HFpEF）とも同様である.

● メトホルミンの使用は，2型糖尿病合併心不全患者の死亡や再入院の減少と関連する．ただし，腎機能低下例での使用に関しては，投与量や禁忌に留意する（55頁：ビグアナイド薬　参照）.

● SGLT2阻害薬は，とくに2型糖尿病患者の心不全入院のリスクを減らすが，75歳以上の高齢者あるいは65～74歳で老年症候群（サルコペニア，認知機能低下，ADL低下など）のある場合には慎重に投与する（「SGLT2 阻害薬の適正使用に関するRecommendation」（http://www.jds.or.jp/modules/important/index.php?content_id=48）を参照）.

E 悪性腫瘍

● 全国がん登録データ（2016年度）によれば，がん患者全体に占める65歳以上の患者割合は70%を超えている.

● がんは日本人糖尿病患者の死因の第1位である.

● 血糖コントロールが急激に悪化した場合や体重減少がみられた場合，がんをひとつの原因として鑑別する.

● 糖尿病では結腸がん，肝臓がん，膵がん，乳がん，子宮内膜がん，膀胱がんのリスクが増加する.

● 定期的にがん検診を受けることを勧めるとともに，血糖コントロール悪化時には胸腹部CT，腹部エコー，便潜血などの検査を行いスクリーニングする.

● 血糖コントロールや糖尿病治療薬とがん発症リスクとの関連については，結論が得られていない.

● 免疫チェックポイント阻害薬は，がん免疫療法として使用頻度が増加しており，劇症1型糖尿病の発症を促進する可能性があるので注意する.

F 感染症

● 糖尿病と加齢はともに免疫機能を低下させるため，高齢者糖尿病では肺炎，尿路感染症，敗血症，結核，口腔内感染症などに罹患しやすい.潜在化した結核が活動性となること，足の皮膚感染症が壊疽の原因となることもあり注意を要する.

● 良好な血糖コントロールは感染症予防に有効である.また，感染症予防のために，肺炎球菌ワクチン，インフルエンザワクチンの接種をすることが望ましい.

● 高齢者糖尿病は，新型コロナウイルス感染症（COVID–19）の重症化のリスク要因であるため，感染予防のための生活様式に可能なかぎり配慮すべきである.

G multimorbidity

● multimorbidityとは，複数の健康状態が存在し，各々の健康状態が相互に関連しながら，患者に複雑に影響を与えている状態をいう.

● 高齢者糖尿病は細小血管症・動脈硬化性疾患に加え，骨粗鬆症，サルコペニア，認知症といった老年症候群，臓器機能低下による肺疾患などを合併しやすく，容易にmultimorbidityとなる.

● multimorbidityは低血糖や高血糖をきたしやすく，「高齢者糖尿病の血糖コントロール目標」においてカテゴリーⅢに分類されており，血糖コントロール目標を緩和しかつ低血糖を避けることが推奨されている（39頁：図6参照）.シックデイの対応についても患者教育が必要である.

● 複数の健康状態に対する治療・介入の優先度を決定する.

● multimorbidityはポリファーマシーになりやすく，飲み間違いや飲み忘れ，過量などにより血糖コントロール不良の原因となるだけでなく，薬物有害事象の発生，フレイルや老年症候群の発症にもつながるため，適宜処方内容の見直し，簡略化を考慮する.

● multimorbidityに対してどのような対応を行うべきかについてのエビデンスは

不足している．多職種で患者・家族の意思決定の支援をしながら目標を設定し，患者・家族の同意のもとで治療・ケアを定期的に見直しながら進めていく．介入においてはキーとなるメディカルスタッフを決めておくことが望ましい．

H 歯周病

- 高齢者糖尿病で血糖コントロールが不良だと，歯周病が増悪しやすい．
- 症状は慢性炎症による歯肉腫脹であり，触れると出血する．進行すると歯根部の歯肉が退縮し，歯が長くなったように見える．歯と歯肉の隙間である歯肉ポケットも深くなり，その部分から出血あるいは排膿し，口臭の原因のひとつとなる．さらに進行すると歯がぐらつき，最終的には歯が抜けることになる．
- 歯周病が重症であるほど血糖コントロールは不良となる．また，歯周病治療によって歯周組織の慢性炎症が改善すると，インスリン抵抗性が軽減し，血糖コントロール状態も改善することが報告されており，口腔ケアが重要である．
- 歯周病治療においては，原因であるプラークの機械的除去がその中心となる．患者自身のブラッシングによるプラークコントロールと，歯科医師や歯科衛生士によるプラークや歯石の除去（スケーリング・ルートプレーニング）により，歯周組織の炎症をコントロールする．口腔清掃状況や歯周病のリスク（喫煙，糖尿病）など患者背景に合わせて，3〜6ヵ月間隔の定期管理を行う．

⑪ 高齢者に多い併存症とその対策

■治療の例①

症例10 認知症合併例の治療例

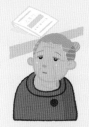

77歳, 女性, 身長155cm, 体重58kg, BMI 24.1

3年前に2型糖尿病と診断された高齢患者. 食事指導とDPP–4阻害薬のみで治療され, 3ヵ月前の受診時はHbA1c 7.2%であったが, 今回受診時はHbA1c 7.7%と上昇していた. 身の回りのことはできているが, 最近もの忘れが多く, 服薬もきちんとできず残薬が増え, 閉じこもりがちになっていると家族から伝えられた.

この場合の対応は,

① 高齢者糖尿病の血糖コントロール目標(39頁:図6参照)を参考にする. 認知機能, ADLの評価を行い, 血糖コントロール目標を立案する. 評価にはDASC–8(114頁:付録4参照)の使用も考慮する.

② 目標体重を現状維持の58kg(1.55×1.55×24), エネルギー係数を30〜35kcal/kg目標体重とし, 食事療法として1日の総エネルギー摂取量1,800kcal程度・タンパク質70〜85g/日程度の摂取を指導する(中等度以上の腎機能低下がない場合).

③ 軽いレジスタンス運動や歩行を行い身体活動の向上を図るよう指導し, 認知症の進行予防も見据えた非薬物療法を考慮する.

④ DPP–4阻害薬以外に投薬追加を考慮する場合, 少量のメトホルミンとDPP–4阻害薬との配合薬への変更など, 低血糖リスクが少なくかつ服薬回数が変わらない方法を選択する.

⑤ 服薬管理や運動の実施が難しい場合には, 家族の協力を得るか, または介護サービスなども活用する.

⑪ 高齢者に多い併存症とその対策

■ 治療の例②

症例11　フレイル合併例の治療例

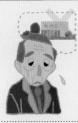

80歳, 男性, 身長170cm, 体重65kg, BMI 22.4

20年前に2型糖尿病と診断された高齢患者. ここ数年はSU薬とDPP-4阻害薬による治療でHbA1c 6.5%前後で経過中であった. 75歳を超えたぐらいからやや疲れやすさを感じるようになり, 町内会の役員も辞めた. この1年で3kgの体重減少があったが, 自分ではやせようとは思っていない.

この場合の対応は,

① 疲れやすさの自覚, 活動性の減少, 1年で3kgの意図しない体重減少があることから身体的フレイルと診断される(J–CHS基準). 握力低下や歩行速度低下についても調べることが望ましい.

② 高齢者糖尿病の血糖コントロール目標(39頁：図6参照)のカテゴリーではⅠかⅡに相当し, 80歳, SU薬を使用しており, HbA1c 6.5%であることから, 無自覚性低血糖を起こしている可能性が高い. そのためSU薬の減量または中止し, HbA1c 7～8%のコントロールを目指す.

③ 目標体重をやや高めの69kg (1.7×1.7×24), エネルギー係数を25～30kcal/kg目標体重とし, 食事療法として1日の総エネルギー摂取量 1,800～2,100kcal程度・タンパク質70～85g/日程度の摂取を指導する(中等度以上の腎機能低下がない場合).

④ 集団運動または社会活動への参加を促すことにより, 身体面のみならず, 精神面・社会面にもアプローチすることでフレイルからの離脱または進行防止を目指す. これらの実施状況や効果を定期的に見直し, 改善が得られない場合は老年病専門医への紹介を考慮する.

12 さまざまな病態における糖尿病の治療

高齢者における注意点・留意点

● ステロイド投与は高浸透圧高血糖状態のリスクとなるので血糖をモニターし，減量・中止のときは低血糖に注意する．

● 周術期や術後の高血糖は術後合併症や死亡のリスクとなるのでインスリンを用いて適切な血糖コントロールを行う．

● 感染症時は140〜180mg/dLを目標に血糖コントロールし，低血糖をきたさないように血糖値の頻回なモニタリングを行う．

● 高齢者糖尿病は介護施設入所の危険因子である．

● 高齢者糖尿病のエンドオブライフにおいては，患者の希望を考慮し，著しい高血糖や低血糖による症状を減らし，苦痛の緩和を行いつつ，尊厳のある人生を全うできるように援助する．

A ステロイド治療時の血糖コントロール

● 加齢はステロイド糖尿病発症リスクであり，高齢糖尿病患者はステロイド投与時に高血糖が発現しやすいと考えられる．ステロイド投与に伴い高浸透圧高血糖状態を発症することがあるため，ステロイド投与時には血糖測定が必要となる．

● ステロイドは種類，形態によらず，また経口，外用，吸入，注射，関節腔内注射，眼内注射といった投与経路とは関係なく，血糖値を上昇させる可能性がある．

● ステロイド投与時の血糖値は，空腹時に比べ食後で上昇することが多く，また午後に上昇しやすいことを特徴とする（図12）．

● 血糖値の上昇は投与するステロイド量に依存するため，少量のステロイドであれば内服薬で管理できることも多い．食後血糖値を低下させるα-グルコシダーゼ阻害薬，DPP-4阻害薬，速効型インスリン分泌促進薬（グリニド薬），GLP-1受容体作動薬などの投与が有効なことが多い．

● 内服薬で効果が不十分なとき，中等量以上のステロイド投与時は，インスリン投与を考慮する．とくに，食後血糖値を低下させる超速効型あるいは速効型インスリンが効果的である．一方，スルホニル尿素（SU）薬や持効型溶解インスリンの増量は血糖低下に必ずしも有効ではない．

● ステロイド減量時には，インスリンや経口血糖降下薬の投与量を適宜減量し，血糖値測定を行い，低血糖の出現を予防する．判断が難しい場合は，速やかに糖尿病専門医に相談すべきである．

[図12] 経口ステロイド投与時の糖尿病患者の血糖日内変動

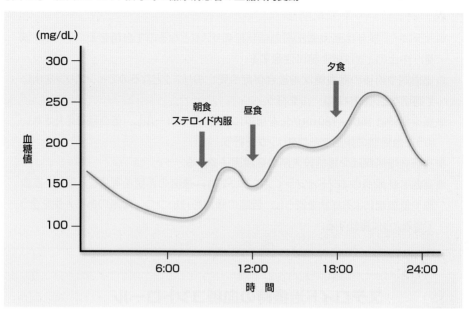

B 周術期の血糖コントロール

● 待機手術の場合，かかりつけ医は，入院までの状態を安定させるよう患者を指導し，患者のデータや日常の診療の状況を，手術を行う医療機関へできるだけ詳細に提供する．また，手術を実施する病院の外科医と糖尿病専門医は，血糖管理状況や合併症の面から患者が手術に耐えられるかどうかを判断する必要がある．

● 緊急手術の場合，術後感染防止，代謝の是正，合併症の進展への対応や心血管系の合併症への注意などを，入院先の外科医と糖尿病専門医が行う．かかりつけ医は，入院先病院からの情報提供依頼に対し迅速に応える必要がある．

● 高齢糖尿病患者は周術期リスクが高い．手術の侵襲は血糖値を上昇させ，感染症などの合併症を引き起こしやすい．術後合併症の頻度も非糖尿病患者と比べ20～30%高い．

● 高齢糖尿病患者は，周術期に高カロリー輸液やステロイド投与により高血糖をきたした場合に高浸透圧高血糖状態を発症しやすい．

● 術後の平均血糖値が高いほど術後死亡リスクが高いため，術後血糖管理が重要である．

● 合併症を予防するためには，血糖値200mg/dL以上の高血糖を防ぐ必要がある．このためインスリン注射を要することが多いが，逆にインスリン過剰による血糖

値70 mg/dL未満の低血糖も懸念される.

● 周術期の目標血糖値に関して，2009年のNICE–SUGAR trialにおいて，目標血糖値を144〜180 mg/dLとする従来療法での死亡率が最も低かったことから，より厳格な血糖管理の有効性は確立していない.

● 血糖管理の方法としては，原則として経口血糖降下薬は中止とし，インスリンを用いる. なお血糖値に応じてインスリン量を決定するスライディングスケールを漫然と使用することは推奨されない.

C 感染症時の血糖コントロール

● 高齢者糖尿病の感染症としては，肺炎，尿路感染症，敗血症，結核などが多い.

● 感染症の発症，重症化や感染徴候をマスクする因子として，合併症（神経障害や慢性腎不全，脳血管障害，歯周病など）や高血糖に伴う脱水，電解質異常，貧血，低栄養などがあり，これらの評価と管理を感染症の治療と同時に行う必要がある.

● 血糖管理は非高齢者と同様に，140〜180 mg/dL程度に血糖値を維持することを基本とし，重症感染症や高浸透圧高血糖状態のように著しい高血糖や脱水を認める場合は，インスリン投与の適応となる.

● 経口血糖降下薬の投与中，肝腎予備能の低下と感染症治療に伴う糖毒性の解除が重複し，血糖値が急激に低下することがあるので注意が必要である.

● 高齢者の重症低血糖は，短期的には心血管疾患の発症や転倒を引き起こし，長期的には認知症発症のリスクを高めるため，血糖推移を慎重に観察しながら薬剤投与量を調整し，低血糖を回避するよう努める.

D 介護施設入所の高齢糖尿病患者の血糖コントロール

● 高齢者糖尿病は介護施設入所の危険因子である.

● 介護施設入所の高齢糖尿病患者は低血糖（血糖70 mg/dL未満）の頻度が高い.

● 認知症合併の糖尿病患者におけるHbA1c低値，BMI低値に注意する.

● SU薬やインスリンを使用する介護施設入所糖尿病患者がHbA1c 7.0%未満の場合，ADL低下，転倒，死亡が増えている.

● 介護施設入所の糖尿病患者367名（平均年齢80歳でインスリン使用が50%）の2年間の追跡調査では，HbA1c 8.0%台が最もADL低下または死亡が少なく，HbA1c 7.0%未満ではむしろ増加していた.

12 さまざまな病態における糖尿病の治療

● インスリン使用の施設入所者における転倒の頻度は，HbA1cが7.0％未満と9.0％以上の両群で増加していた．

● 英国のガイドラインでは，介護施設入所の糖尿病患者の管理目標として，空腹時血糖126〜153mg/dL，HbA1c 7.0〜8.0％を推奨している．

● 日本糖尿病学会・日本老年医学会合同委員会では，認知機能，ADL，併存疾患や臓器機能障害の状態，低血糖が危惧される薬剤（インスリン製剤，SU薬，グリニド薬など）の使用の有無，サポート体制などを勘案し，血糖コントロール目標値を個別に定めることを推奨している（39頁：図6参照）．

● 介護施設スタッフの役割は大きく，糖尿病ケア（とくにシックデイや低血糖症状）に関する情報共有の機会を検討する．

E 高齢者糖尿病のエンドオブライフケアとしての血糖コントロール

● エンドオブライフの高齢者糖尿病に対する治療においては，患者の希望を考慮し，著しい高血糖や低血糖による症状を減らし，苦痛の緩和を行いつつ，尊厳のある人生を全うできるように援助する．

● エンドオブライフの糖尿病治療に関する大規模なコホート研究やランダム化比較試験（RCT）の報告は乏しいが，後ろ向きコホート研究において，100〜300mg/dLに血糖コントロールを行った糖尿病群と非糖尿病群とで生存期間に有意差を認めなかったという報告がある．一方，末期癌を合併した糖尿病患者ではコントロール良好群の方が不良群と比べて，エンドオブライフの期間（化学療法終了時から死亡まで）と入院期間（最終入院から死亡まで）が長かったという報告もある．

● 重症低血糖が危惧される薬剤を使用していない場合はHbA1c 8.0％未満，使用している場合はHbA1c 8.5％未満（下限7.5％）という日本糖尿病学会・日本老年医学会合同委員会の血糖コントロール目標を基本としつつ，エンドオブライフの状態では，著しい高血糖を防止し，それに伴う脱水や急性合併症を予防する治療を優先する（39頁：図6参照）．

● 英国糖尿病学会のエンドオブライフケアに関するRecommendationでは，血糖値は第一に108mg/dL未満にならないこと，第二に270mg/dLを超えないことを推奨している．

● とくに生命予後が1週間未満の2型糖尿病患者では，高血糖症状が起こらなければ，インスリン注射や糖尿病の薬剤の減量または中止を考慮し，低血糖のリスクを減らし，QOLを維持する．また，生命予後が1ヵ月以内の2型糖尿病患者では，頻回のインスリン注射を1日1回の持効型溶解インスリンに変更し，経

口血糖降下薬の服薬回数を減らすことで治療の単純化を行うことも選択肢となる.
● 生命予後が１週間未満の１型糖尿病患者でも，患者の希望を取り入れながら，強化インスリン療法から持効型溶解インスリン１日１回注射に変更することも選択肢となる.
● 血糖測定に関しては必要最小限にとどめ，症状が出現した場合に高血糖や低血糖の有無を調べるために行うことが望ましい.

12

さまざまな病態における糖尿病の治療

⑬ 高齢者糖尿病をサポートする制度

高齢者における注意点・留意点

- ●介護保険の要介護認定を受けることにより，デイサービス，デイケア，訪問介護，訪問リハビリ，訪問看護などのサービスを受けることができる.
- ●介護保険または医療保険による訪問看護により，GLP-1受容体作動薬の週1回の注射や手技確認を行うことができる.
- ●デイケアによりリハビリを兼ねたレジスタンス運動を含む運動療法を行うことによって，フレイル・要介護の進行防止を図ることが大切である.
- ●デイサービスにより患者における社会との交流を保ち，家族の介護負担を軽減し，食事や服薬の管理を行うことができ，看護師との調整で注射を行うことができる場合もある.
- ●日本栄養士会の栄養ケア・ステーションを利用し，かかりつけ医へ管理栄養士の派遣や訪問栄養食事指導を行うことができる.
- ●地域包括ケアシステムの中で，病診連携や診診連携を推進し，多職種と連携し，さまざまなサービスを利用し，食事・運動療法，服薬管理やインスリン治療の継続ができるようにする.
- ●要介護認定がない高齢糖尿病患者でも，地域包括支援センターなどにより，介護予防として通いの場などが紹介され，運動や趣味の活動などのサービスが利用できる.
- ●認知症を合併した患者の診療では，認知症疾患医療センター，介護保険，地域包括支援センターなどの社会資源を活用し，家族の負担を軽減しながら治療が継続できるようにする.
- ●フレイルがある患者では，通いの場やデイケアを利用したレジスタンス運動を含む運動，栄養指導，薬剤指導，ポリファーマシー対策，社会参加，適切な血糖コントロールを行う.

A 介護保険（デイケア，デイサービス，ヘルパー派遣など）と訪問看護

1 介護保険

- ● 介護保険は，心身の状態が悪化して介護を必要とする人たちを支えるための制度である.
- ● 要支援は2段階，要介護は5段階で，月額のサービス利用限度額が設定されている.
- ● 介護保険で40歳以上65歳未満の第2号被保険者でも，「糖尿病性神経障害」，「糖

尿病性腎症」，「糖尿病網膜症」があり，生活障害が認められる場合は認定を受けられる.

● 市町村に要介護認定を申請し，調査員の調査とかかりつけ医の主治医意見書をもとに，介護認定審査会で要介護度が決まる.

● 要介護認定が決まった後にケアマネジャーと患者が相談することで，通所介護（デイサービス），通所リハビリ（デイケア），訪問介護，訪問リハビリ，訪問看護（一部医療保険の利用も可），ショートステイなどが利用できる.

● サービス利用にあたっては，地域のかかりつけ医やケアマネジャーとの連携が望まれる.

● 申請を行えば，認定結果が出る前でも暫定プランを組んで利用することができる.

2 訪問看護

● 訪問看護は，医師の訪問看護指示書のもと看護師が患者宅を訪問し，在宅療養における支援を行うものであり，介護保険によるものと医療保険によるものとがある[注].

> 注）介護認定を受けている人は，訪問看護などの医療系サービスも介護保険を利用できるが，限度額がある. 医療依存度が高く訪問看護を利用したい場合は，医療保険の利用の方が限度設定がなく有利なことがある.

● 訪問看護の内容は，患者の状態の観察，口腔ケア，排便コントロール，褥瘡の予防と処置，心理的負担の軽減，服薬管理，注射の指導など多岐にわたる.

● 急な褥瘡の増悪などの場合，医師が特別訪問看護指示書を発行し14日以内であれば，医療保険による訪問看護が認められる.

● 訪問看護による糖尿病療養においては，医師が訪問指示書に以下の内容を記載する.

① 服薬・食事摂取状況のチェック，注射薬剤の手技の確認などの指導や実際の投与：GLP-1受容体作動薬の週1回の注射は訪問看護師が行うことができる.

② 血糖チェック：必要により訪問時に血糖をチェックする.

③ 皮膚の観察，フットケア：糖尿病患者における白癬，胼胝（べんち），ひび割れなどの皮膚病変を観察する. 高齢者は自分で爪切りができないことが多く，爪切りの指導や実際の爪切りを行う.

④ 在宅におけるリハビリ：歩行訓練など短時間だが簡単なリハビリも行うこともできる.

● 訪問看護師は患者の状況により，往診や緊急受診の判断も行う.

3 通所リハビリ（デイケア）と訪問リハビリ

● 糖尿病患者はフレイル・サルコペニアを起こしやすいので，デイケアにより，リ

ハビリを兼ねたレジスタンス運動を含む運動療法を行うことによって，フレイル・サルコペニアの予防や進行防止を図ることが大切である．

● 理学療法士が自宅を訪問し，在宅で行う訪問リハビリと，リハビリ施設に行って行う通所リハビリ（デイケア）がある．いずれも介護保険の対象である．

4 | 通所介護（デイサービス）

● 外出が少なく孤立した高齢糖尿病患者では，認知機能が低下しやすく，フレイル・要介護になりやすい．

● 介護保険のデイサービスは，他者と交流することで社会と交流や活動を保ち，心身のストレスを解消し，心身機能が悪化することを防ぎ，家族の介護負担も軽減する．

● デイサービスの環境が糖尿病患者の過食の防止になることもある．

● 服薬管理や施設の看護師との調整で注射薬の投与もできる場合もある．

● デイケアほどではないが，簡単なリハビリも行えることが多い．

5 | 訪問栄養食事指導

● 医師の訪問栄養食事指導指示書により，管理栄養士が患者宅を訪問し，栄養の管理および指導を行うものである．

● 糖尿病患者における適切なエネルギー量，タンパク質，塩分の摂取などの指導も行うが，低栄養の評価も行い，食事摂取低下の患者に対して食形態の変更や栄養補助食品の利用のアドバイスも行う．

● 日本栄養士会による地域の栄養ケア・ステーションなどを利用すると，かかりつけ医への管理栄養士の派遣や訪問栄養食事指導を行うことができる．

6 | 訪問薬剤管理指導

● 医師の訪問薬剤管理指導指示書により，薬剤師が患者宅を訪問し，服薬状況の確認を行う．

● 服薬状況は主治医やケアマネジャーにフィードバックされ，服薬アドヒアランス低下がある場合は治療の単純化，減薬やその他の対策を講じることができる．

B 地域包括ケアシステム

● 地域包括ケアシステムは，高齢者が住み慣れた地域でニーズに応じた住宅が提供され，安心，安全，健康を確保しつつ，尊厳ある生活を継続できるように，ニーズに応じ医療，介護，福祉の必要なサービスが適切に提供できるような地

域での体制と定義される（図13）.

- 介護保険制度の枠組みを超えて，地域で多くの職種が医療・介護・リハビリテーション，生活支援・介護予防，住居などに関する多様なサービスを提供する.

- 糖尿病診療においては病診連携や診診連携を推進し，多職種と連携しながら食事・運動療法，服薬管理やインスリン治療の継続ができるようにする.

- 退院困難が予想される場合は退院前合同カンファレンスにより，医師，看護師，医療ソーシャルワーカーなどの院内スタッフとかかりつけ医，訪問看護師，ケアマネジャー，サービス提供事業所などの地域のスタッフが参加し，退院後の必要な医療，生活支援のサービス内容について話し合い，対策を講じる.

［図13］ 地域包括ケアシステム

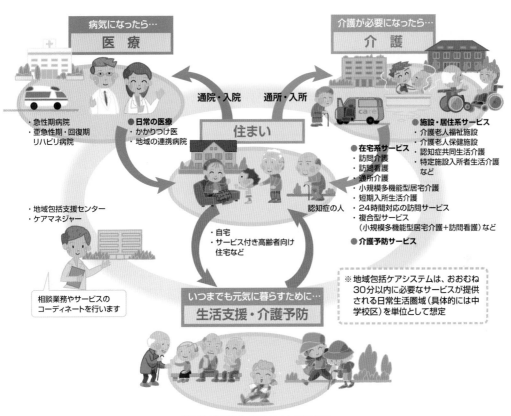

厚生労働省のホームページ：https://www.mhlw.go.jp/seisakunitsuite/bunya/hukushi_kaigo/kaigo_koureisha/chiiki-houkatsu/dl/link1-4.pdfより

C 地域包括支援センターと社会福祉協議会

● 地域包括支援センターは，市町村などが設置し，保健師または地域ケアの経験のある看護師，主任ケアマネジャー，社会福祉士などが配置され，①介護予防支援，②総合相談支援，③虐待や金銭トラブルなどから高齢者を守る権利擁護，④包括的・継続的ケアマネジメント支援などの業務を行う．

● 社会福祉協議会は地域包括支援センターや在宅介護支援センターと連携し，地域社会全体の「支え合い」を推進し，インフォーマルな福祉サービス提供を行う．

● 通いの場は全国の自治体と社会福祉協議会などが連携し，地域住民が主体となって運営し，介護予防のための運動，生涯学習，趣味の活動などを行うものである．

● 要介護認定がない高齢糖尿病患者でも，地域包括支援センターなどにより，介護予防として通いの場などを紹介してもらうことで，運動や趣味の活動などのサービスが利用できる．

● 今後，社会福祉協議会などと連携して，ヘルパー，介護職，福祉職に対する糖尿病の療養に関する教育を行う必要がある．

D 認知症者のサポート

● 認知症を合併した糖尿病患者の診療では，認知症疾患医療センター，介護保険，地域包括支援センター，認知症カフェなどの社会資源を活用し，家族の負担を軽減しながら治療が継続できるようにする．

● 認知症疾患医療センターは，認知症施策推進大綱の中で，認知症の早期発見と地域における治療・ケア体制を整備するために全国の都道府県に設置されている．地域での認知症医療提供体制の拠点として，認知症疾患に関する鑑別診断，専門医療の相談，精神・心理症状（BPSD）に対する対応，医療機関などの紹介などの活動を行っている．

● 地域包括支援センターと連携し，認知症アウトリーチ（訪問）チームが認知症初期のアセスメントや本人と家族の支援を包括的・集中的に行っている．

● 認知症サポート医の養成やかかりつけ医の研修を実施している．

● 認知症カフェは，介護・医療の専門職や民生委員，認知症サポーター，ボランティアの方などが支援し，認知症の人が自分のペースで過ごせる交流の場で，家族が介護に関する悩みや不安を専門職に相談できる場所である．

● 認知症者や家族の心理的な安定につながり，情報交換や仲間づくりの場として

も利用され，孤立・閉じこもりの防止などの効果がある.

E フレイル患者のサポート

- フレイルがある糖尿病患者では，レジスタンス運動を含む運動，栄養指導，薬剤指導，ポリファーマシー対策，社会参加，適切な血糖コントロールを行うことが大切である.

- 2020年から自治体と医師会などが連携し，高齢者の保健事業と介護予防事業が一体化し，後期高齢者の検診が行われている.

- 後期高齢者の質問票によって，低栄養，運動能力低下，口腔機能低下，閉じこもり，認知機能などフレイルに関連する項目がスクリーニングされる（いわゆるフレイル健診）.

- かかりつけ医または医療機関でフレイル・サルコペニアの診断や原因疾患の鑑別が行われることが望ましい.

- 地域包括支援センターに連絡し，通いの場を利用したり，介護保険によるデイケアを利用したりして，レジスタンス運動を含む運動を行い，転倒を予防する.

- 介護予防運動指導員は，高齢者のための筋力向上トレーニングをはじめとした介護予防プログラムの作成や運動指導により，高齢者が自立した生活を送れるように適切なサポートを行うスタッフである（東京都健康長寿医療センターが認定）.

- サルコペニア・フレイル指導士は，日本サルコペニア・フレイル学会が認定し，高齢者などの心身機能を包括的に評価し，自立障害をきたし得る要因について助言や指導が行える豊かな経験を有したメディカルスタッフである.

- 訪問栄養食事指導や訪問薬剤管理指導を利用し，糖尿病の療養指導を行い，ポリファーマシーの対策も行う.

- 外出や社会参加を推奨し，通いの場や介護保険のデイサービスの利用を勧める.

⑬

高齢者糖尿病をサポートする制度

付録1 | Barthel Index（基本的ADL）

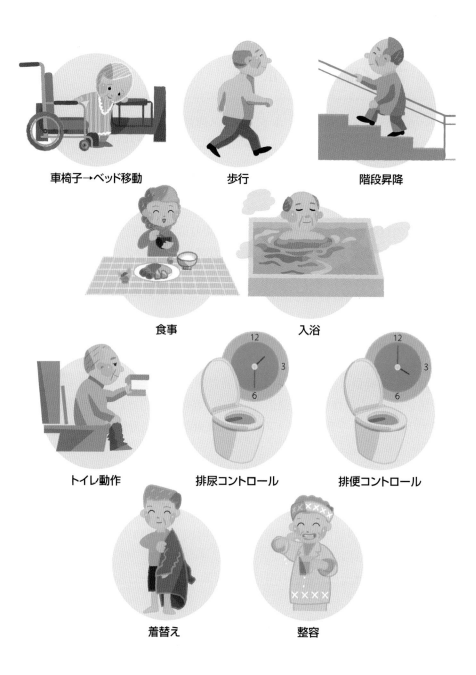

車椅子→ベッド移動　　歩行　　階段昇降

食事　　入浴

トイレ動作　　排尿コントロール　　排便コントロール

着替え　　整容

100点満点：点数が高いほど自立していることを表す

Mahoney FI，et al：Md State Med J 14：61–65，1965を参考に作成

付録2 │ Lawtonの尺度（手段的ADL）

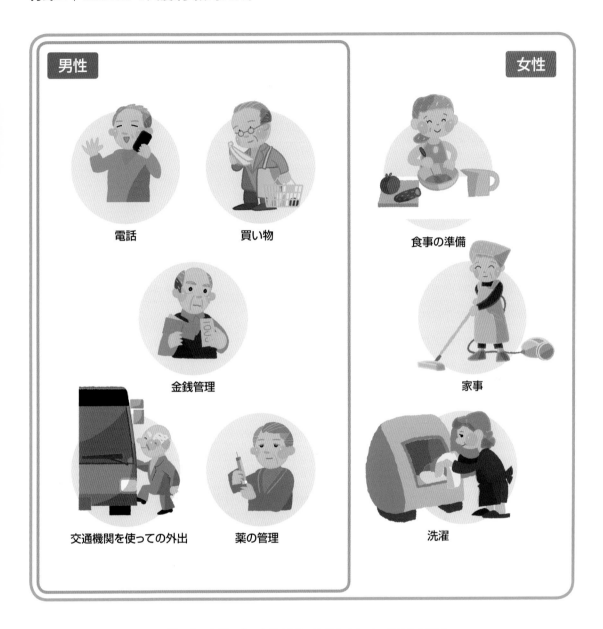

男性5点，女性8点：点数が高いほど自立していることを表す

Lawton MP, et al：Gerontologist 9（3）：179–186，1969を参考に作成

付録3 | The Dementia Assessment Sheet for Community-based Integrated Care System-21 items (DASC-21)

記入日　　　　年　　　月　　　日

ご本人の氏名：

本人以外の情報提供者氏名：　　　　　　　　　　　　　　（本人との続柄：　　　　　　　　　）

		1点	2点
A	もの忘れが多いと感じますか	1. 感じない	2. 少し感じる
B	1年前と比べて，もの忘れが増えたと感じますか	1. 感じない	2. 少し感じる
1	財布や鍵など，物を置いた場所がわからなくなることがありますか	1. まったくない	2. ときどきある
2	5分前に聞いた話を思い出せないことがありますか	1. まったくない	2. ときどきある
3	自分の生年月日がわからなくなることがありますか	1. まったくない	2. ときどきある
4	今日が何月何日かわからないときがありますか	1. まったくない	2. ときどきある
5	自分のいる場所がどこだかわからなくなることはありますか	1. まったくない	2. ときどきある
6	道に迷って家に帰ってこられなくなることはありますか	1. まったくない	2. ときどきある
7	電気やガスや水道が止まってしまったときに，自分で適切に対処できますか	1. 問題なくできる	2. だいたいできる
8	一日の計画を自分で立てることができますか	1. 問題なくできる	2. だいたいできる
9	季節や状況に合った服を自分で選ぶことができますか	1. 問題なくできる	2. だいたいできる
10	一人で買い物はできますか	1. 問題なくできる	2. だいたいできる
11	バスや電車，自家用車などを使って一人で外出できますか	1. 問題なくできる	2. だいたいできる
12	貯金の出し入れや，家賃や公共料金の支払いは一人でできますか	1. 問題なくできる	2. だいたいできる
13	電話をかけることができますか	1. 問題なくできる	2. だいたいできる
14	自分で食事の準備はできますか	1. 問題なくできる	2. だいたいできる
15	自分で，薬を決まった時間に決まった分量を飲むことはできますか	1. 問題なくできる	2. だいたいできる
16	入浴は一人でできますか	1. 問題なくできる	2. 見守りや声がけを要する
17	着替えは一人でできますか	1. 問題なくできる	2. 見守りや声がけを要する
18	トイレは一人でできますか	1. 問題なくできる	2. 見守りや声がけを要する
19	身だしなみを整えることは一人でできますか	1. 問題なくできる	2. 見守りや声がけを要する
20	食事は一人でできますか	1. 問題なくできる	2. 見守りや声がけを要する
21	家の中での移動は一人でできますか	1. 問題なくできる	2. 見守りや声がけを要する

生年月日	年　　月　　日（　　歳）	男・女	独居・同居
記入者氏名：		（所属・職種：　　　　　　　　　　）	

3点	4点	評価項目		備考欄
3. 感じる	4. とても感じる	導入の質問		
3. 感じる	4. とても感じる	（採点せず）		
3. 頻繁にある	4. いつもそうだ	記　憶	近時記憶	
3. 頻繁にある	4. いつもそうだ			
3. 頻繁にある	4. いつもそうだ		遠隔記憶	
3. 頻繁にある	4. いつもそうだ	見当識	時　間	
3. 頻繁にある	4. いつもそうだ		場　所	
3. 頻繁にある	4. いつもそうだ		道　順	
3. あまりできない	4. まったくできない	問題解決 判断力	問題解決	
3. あまりできない	4. まったくできない			
3. あまりできない	4. まったくできない		社会的判断力	
3. あまりできない	4. まったくできない	家庭外の IADL	買い物	
3. あまりできない	4. まったくできない		交通機関	
3. あまりできない	4. まったくできない		金銭管理	
3. あまりできない	4. まったくできない	家庭内の IADL	電　話	
3. あまりできない	4. まったくできない		食事の準備	
3. あまりできない	4. まったくできない		服薬管理	
3. 一部介助を要する	4. 全介助を要する	身体的 ADL ①	入　浴	
3. 一部介助を要する	4. 全介助を要する		着替え	
3. 一部介助を要する	4. 全介助を要する		排　泄	
3. 一部介助を要する	4. 全介助を要する	身体的 ADL ②	整　容	
3. 一部介助を要する	4. 全介助を要する		食　事	
3. 一部介助を要する	4. 全介助を要する		移　動	

DASC 21：（1～21項目まで）の合計点　　　　点/84点

地域包括ケアシステムにおける認知症アセスメント（DASC-21）©粟田主一 東京都健康長寿医療センター研究所